Heilen mit der Methode Dorn

Dieter Dorn · Gerda Flemming

Heilen mit der Methode Dorn

Das Praxisbuch
für die sanfte Behandlung von
Rücken und Gelenken

Lüchow

Die Ratschläge in diesem Buch sind von den Autoren und vom Verlag sorgfältig geprüft, dennoch kann eine Garantie nicht übernommen werden. Sie erheben nicht den Anspruch, eine evtl. notwendige ärztliche Behandlung zu ersetzen, und es liegt in der Verantwortung des Lesers, darüber zu entscheiden. Eine Haftung der Autoren bzw. des Verlages ist ausgeschlossen.

Originalausgabe

Der Lüchow-Verlag ist ein Unternehmen der Verlagsgruppe Dornier

Lektorat: Dr. Juliane Molitor
Illustrationen: Martin Schulze
Umschlaggestaltung: Eberle und Kaiser Werbeagentur GmbH, Freiburg
Satz: Ingeburg Zoschke
Druck und Bindung: Clausen & Bosse, Leck
Printed in Germany

ISBN 3-363-03033-9

www. luechow-verlag.de

Inhalt

Vorwort

Im Frühjahr 1997 erschien das Buch *Die Methode Dorn. Eine sanfte Wirbel- und Gelenktherapie.* Seitdem ist viel geschehen: Die sanfte Therapie für Wirbelsäule und Gelenke hat sich in einem Maße verbreitet, das niemand für möglich gehalten hätte. Ausgehend von Süddeutschland, vor allem aus dem Allgäu, ist die Methode Dorn bis hinauf in den hohen Norden und von West nach Ost bekannt geworden. Es kommen auch schon viele Reaktionen aus dem Ausland. Mehrere Bücher und viele Zeitschriftenartikel wurden veröffentlicht, und sogar das Fernsehen hat sich des Themas mehrfach angenommen. Auch die Diplomarbeit einer Hebamme beschäftigt sich mit der Methode Dorn.

Viele Patienten haben Hilfe gefunden – und viele helfen sich selbst. Die Liste der Therapeuten und Anwender ist lang, und Ausbildungsstätten schießen wie Pilze aus dem Boden. Man muss aber leider feststellen, dass es hier wie überall auch schwarze Schafe gibt. Leute, die vielleicht gerade mal einen Crashkurs absolviert haben, halten Vorträge oder bieten Seminare an, ohne selbst ausreichend praktische Erfahrungen mit der Methode gesammelt zu haben. Manchmal kommt es uns vor wie bei dem alten Gesellschaftsspiel »Stille Post«. Sie erinnern sich? Der erste in der Runde flüstert seinem Nebenmann ein Wort oder einen kurzen Satz ins Ohr, dieser gibt das Gehörte weiter, und der Letzte in der Runde spricht dann laut aus, was bei ihm angekommen ist. Manchmal ist das ursprüngliche Wort überhaupt nicht mehr zu erkennen. Bei dem Spiel sorgt dieser Effekt für Spaß und Heiterkeit. Doch wenn es um die Gesundheit geht, ist es besser, sich nicht so sehr auf »Modifiziertes«, »Weiterentwickeltes« und »Verbessertes« zu verlassen, sondern auf das Original zu besinnen.

Auch bei uns gibt es keinen Stillstand. Wer die Methode schon länger kennt, wird die eine oder andere Veränderung bemerken. Beispielsweise haben wir früher beim Richten der Halswirbel mit der einen Hand den Kopf des vor uns sitzenden Patienten bewegt und mit dem Daumen der anderen Hand den entsprechenden Wirbel geschoben. Heute soll der Patient die erforderlichen »Nein«-Bewegungen selbst durchführen. Das ist für die Patienten ein kleiner, aber entscheidender Schritt in die eigene Verantwortung. Der Patient ist aktiv, der Behandelnde hilft. Neue Selbsthilfeübungen wurden entwickelt, bestehende vereinfacht. Auch in unseren Seminaren sind neue Übungen angeregt und entwickelt worden, die wir hier weitergeben.

In diesem Buch sind die Selbsthilfe-Übungen noch genauer beschrieben und noch einfacher dargestellt. Dennoch ist es gut, wenn Sie sich »Ihre« Übung mindestens einmal von einem Dorn-Therapeuten zeigen lassen. Danach sollten Sie jedoch in der Lage und auch bereit sein, die Übung selbständig, vielleicht mit einem Blick in dieses Buch, richtig durchzuführen. Denn erst Ihre Mitarbeit sichert den dauerhaften Erfolg der Behandlung. Deshalb wurde dieses Buch geschrieben.

Während sich das eingangs erwähnte Werk vornehmlich an Praktizierende gerichtet hat, an Ärzte, Heilpraktiker, Physiotherapeuten und andere Ausübende von Heilberufen, wollen wir mit diesem Buch vor allem erreichen, dass Patienten die Methode Dorn noch besser kennen lernen. Aber auch Therapeuten, die schon länger mit der Methode Dorn arbeiten, werden hier sicherlich viele hilfreiche Tipps finden.

Außerdem ist es uns sehr wichtig, dass Sie als Patient selbst beurteilen können, ob Sie an einen seriösen Helfer geraten sind oder ob man Ihnen eher das Geld aus der Tasche ziehen will. Im Kapitel »Wie finde ich einen guten Dorn-Therapeuten« geben wir Ihnen Kriterien an die Hand, die Ihnen bei der Beurteilung helfen können.

Wir wollen Sie als mündigen Patienten ansprechen, der die Verantwortung für seine Gesundheit nicht wie einen Mantel an der Garderobe abgibt, sondern mit uns lernen will, sich selbst zu helfen. Lesen Sie also nicht nur die manchmal unglaublich klingenden Geschichten von den wunderbaren Heilungen, die über die Wirbelsäule möglich sind, sondern lernen Sie auch, sich selbst zu helfen Mit den Übungen, die wir Ihnen vorstellen, können z. B. Sie dafür sorgen, dass Ihre Beine gleich lang bleiben. Sie können lernen, Ihre Gelenke selbst zu richten und Ihre Wirbelsäule zu korrigieren. Und darüber hinaus erfahren Sie, was die Wirbelsäule mit all Ihren anderen Organen zu tun hat.

Theoretische Erläuterungen nehmen in diesem Buch relativ wenig Raum ein. Ausführliche anatomische Erklärungen, aber auch Näheres zu Themen wie der traditionellen chinesischen Medizin finden Sie in entsprechenden Fachbüchern.

Wir möchten Ihnen Mut machen, mehr Verantwortung für Ihre Gesundheit zu übernehmen, und wünschen allen, die dies tun und fördern, viel Erfolg und gute Gesundheit.

Gerda Flemming und Dieter Dorn

Was ist die Methode Dorn und wie arbeiten Dorn-Therapeuten?

Mit der Methode Dorn kann man Wirbelsäule und Gelenke sanft behandeln und falsch stehende Wirbel mit einem Daumendruck in die richtige Position bringen, ohne dass Sehnen, Bänder oder Muskeln beschädigt werden. Gelenke, bei denen es aus unterschiedlichen Gründen zu einer Fehlstellung der Knochen oder einer Vergrößerung des Gelenkspalts gekommen ist, werden zusammen geschoben und gerichtet. So sind beispielsweise nach dem Richten der Beingelenke Ihre Beine wieder gleich lang. Beschwerden wie Beckenschiefstand und Skoliose können auf diese Weise erkannt und behandelt werden.

Das klingt wunderbar, und es ist auch wunderbar. Aber vielleicht fragen Sie sich jetzt, wo der Haken an der Sache ist.

Es gibt in der Tat einen Haken: unsere eigene Bequemlichkeit. Wir haben uns einfach zu sehr daran gewöhnt, die Verantwortung für unsere Gesundheit oder Krankheit an den Arzt abzugeben. Er soll es richten, er soll uns mit Spritzen, Tabletten und vielleicht auch mit Operationen oder anderen Verordnungen wieder heil machen. Viele Menschen sind stolz darauf, durch »alle Röhren« geschickt worden zu sein. Bleibt nur die Frage, warum sie dann immer noch krank sind.

Bei uns gibt es Gesundheit nicht auf Krankenschein. Hier sind Sie gefordert, aktiv an Ihrer Heilung mitzuwirken. Dorn-Therapeuten zeigen Ihnen gern den Weg, aber gehen müssen Sie ihn selbst. Das heißt: Zu jeder Behandlung gehört mindestens eine Übung, die Ihnen Ihr Dorn-Therapeut vormacht. Heilung wird meistens erst durch das Zusammenspiel von Behandlung und daran anschließenden eigenen Bemühungen möglich.

Jede Behandlung beginnt damit, dass der Therapeut überprüft, ob Ihre Beine gleich lang sind. Das ist selten der Fall. Dann werden die entsprechenden Gelenke gerichtet, und schon geht es los mit der Selbsthilfe: Der Therapeut zeigt Ihnen die Übungen, die Sie machen müssen, damit sich ein dauerhafter Erfolg einstellen kann. Ein Therapeut, der Ihnen keine Übung zeigt, sollte Ihr Vertrauen nicht genießen. Suchen Sie sich einen besseren.

Wir arbeiten »von unten nach oben«, das heißt, von den Sprunggelenken bis hinauf zum ersten Halswirbel, dem Atlas. Doch nachdem die Beinlängen diagnostiziert und gerichtet sind, wird zunächst das Becken untersucht. Es kommt oft vor, dass das zu lange Bein auch das Becken und damit das Kreuzbein verschoben hat.

Danach überprüfen wir mir dem Daumen die gesamte Wirbelsäule. Dabei erspüren wir selbst kleinste Abweichungen von der Normalstellung, die unter Umständen großen Schaden anrichten können, und schieben, so erforderlich, die Wirbel wieder in ihre richtige Position zurück.

Ein Grundsatz dieser Methode ist, dass *nur bis zur Schmerzgrenze* behandelt wird. Das bedeutet allerdings nicht, dass das Richten eines Wirbels immer völlig schmerzfrei vonstatten geht. Wenn es schmerzhaft werden kann, sagt Ihr Therapeut Ihnen das aber vorher. Sie als Patient sollten diesen kurzen Schmerz als wohltuend empfinden und akzeptieren können. Wenn der Schmerz beim Korrigieren so

Abbildung 1

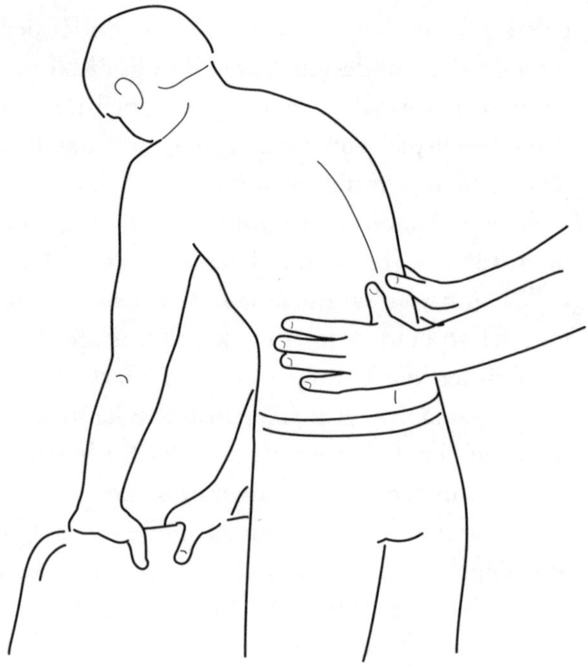

unangenehm ist, dass Sie als Patient ausweichen, muss die Behandlung abgebrochen werden. Jeder Schmerz ist ein Schrei der Seele. Diese Tatsache sollte stets beachtet werden, und an die Weisung, die Behandlung bei Schmerzen abzubrechen, halten wir uns streng. Wir können Heilung nicht erzwingen. Das wichtigste ist nämlich nicht, dass der Therapeut weiß, wie er nach dieser Methode behandeln muss, sondern dass die Patienten bereit sind, sich auf diese Weise behandeln und helfen zu lassen. Erfahrene Therapeuten spüren recht bald, ob dies der Fall ist.

Manchmal sind unsere Patienten allerdings auch besonders ängstlich, weil sie mit Schmerzen ihre eigenen Erfahrungen gemacht haben.

Daher sei allen Dorn-Therapeuten empfohlen, sich eher zurückhaltend zu verhalten. Es ist ganz sicher gut und richtig, bei einem neuen Patienten nach Überprüfung und Korrektur der Beingelenke zunächst nur die schmerzende Stelle an der Wirbelsäule oder an einem Gelenk zu richten. Der Erfolg dieser ersten Behandlung weckt Vertrauen, und wenn dieses Vertrauen einmal vorhanden ist, kann eine gründliche Behandlung, wie vorher beschrieben, durchgeführt werden.

Ich (Gerda Flemming) erinnere mich, wie überrascht ich war, als eine Patientin nach etwa einem Jahr erneut einen Termin in meiner Praxis vereinbarte. Auf der Karteikarte hatte ich mir unter anderem notiert, dass die Halswirbelsäule noch nicht hatte behandelt werden können, weil die Patientin sehr ängstlich gewesen war und dies nicht wollte. Doch nun erzählte sie mir freudestrahlend, all ihre Rückenschmerzen seien nach der Behandlung völlig verschwunden. Jetzt wollte sie auch ihre regelmäßig wiederkehrenden Migräneanfälle loswerden. Das zeigt wieder einmal, dass ein Therapeut seine Patienten nicht überreden, wohl aber überzeugen sollte.

Zum Abschluss einer Behandlung bekommen Sie einen »Hausaufgabenzettel«, auf dem aufgeschrieben oder angekreuzt ist, welche Übungen Sie machen sollen, damit der Erfolg der Behandlung von Dauer ist. Das Muster eines solchen »Hausaufgabenzettels« finden Sie auf Seite 169.

Tipps für Therapeuten

- Führen Sie zunächst eine Überprüfung und Korrektur der Beinlängen durch.
- Arbeiten Sie defensiv.
- Machen Sie Ihren Patienten gegebenenfalls vor Beginn der Behandlung darauf aufmerksam, dass einzelne Handgriffe Schmerzen verursachen könnten. Beachten Sie eventuelle Abwehrsignale des Patienten.
- Machen Sie die Selbsthilfeübungen vor.
- Händigen Sie dem Patienten einen schriftlichen Therapieplan (»Hausaufgabenzettel«) aus.
- Lassen Sie sich die Selbsthilfeübung vom Patienten vormachen, bevor Sie ihn entlassen.

Die Wirbelsäule

Unsere Wirbelsäule besteht aus 24 einzelnen Wirbeln, die es uns ermöglichen, aufrecht zu gehen und uns in alle Richtungen zu bewegen.

Aber in der Wirbelsäule steckt noch viel mehr. Beispielsweise sind hier Emotionen gespeichert, von denen wir normalerweise nichts ahnen. Es gibt keine organische Ursache dafür, dass es manchen Menschen bei einer Behandlung der Wirbelsäule übel wird, und doch kommt es relativ oft vor.

Manche bekommen Weinkrämpfe, bei anderen tauchen Erinnerungen aus der frühen Kindheit auf, nachdem einer oder mehrere Wirbel zurechtgerückt wurden. Jeder Dorn-Therapeut kennt diese Zusammenhänge, und auch Sie sollten darüber Bescheid wissen, damit Sie nicht überrascht sind, wenn Sie so reagieren. Diese emotionalen »Nebenwirkungen« sind ganz normal und auch gut. Sehen Sie sie als Chance und nicht als etwas, das Ihnen peinlich sein müsste.

An der Körperhaltung, die von der Wirbelsäule bestimmt wird, kann man ablesen, was sich in einem Menschen abspielt. Sie sehen zum Beispiel schon von weitem, ob jemand gerade traurig ist. Ganz unbewusst lässt dieser Mensch die Schultern hängen, und manchmal geht er auch etwas nach vorn gebeugt. Jemand, der gerade eine gute Nachricht erhalten hat und deshalb fröhlich ist, wird seine Halswirbelsäule in die natürliche Form bringen, das heißt, er trägt den Kopf hoch und hat einen beschwingten Gang.

Schon immer haben Menschen die Zusammenhänge zwischen Außen und Innen erkannt und das körperlich sichtbare Verhalten mit der augenblicklichen Befindlichkeit und sogar mit dem Charakter eines Menschen in Verbindung gebracht. Der Volksmund spricht davon, dass jemand kein Rückgrat hat oder aber, dass er Rückgrat zeigt. Man kann ein gerader, aufrechter Mensch sein und den aufrechten Gang üben oder aber sich ducken oder ducken lassen. Ein Mensch kann Haltung annehmen oder sich hängen lassen. Er kann aufrichtig sein oder sich an etwas aufrichten. Wenn Menschen vor jemandem buckeln, ist das ist die schlimmste Form der Unterwerfung.

Viele Menschen wissen zu wenig über die Wirbelsäule, und deshalb beschleicht sie ein ungutes Gefühl bei dem Gedanken, sich dort behandeln zu lassen. Sie glauben oft, dieses Stützgerüst des Körpers sei besonders empfindlich. Empfindlich ist aber nur das vom Gehirn ausgehende und im Innern der Wirbelsäule verlaufende Rückenmark, das genau aus diesem Grund von den Schädelknochen und Wirbelkörpern umgeben und geschützt wird. In Abbildung 2 sehen Sie einen Wirbel von oben:

Durch das Wirbelloch, oder besser, durch den Wirbelkanal, der von den Wirbellöchern aller übereinander gestellten Wirbel gebildet wird, verläuft das Rückenmark.

Von der Wirbelsäule sehen wir selbst bei einem schlanken Menschen nur die Dornfortsätze, denn natürlich werden die Wirbel von Muskeln und Bändern gut gehalten, damit sie nicht so leicht verschoben werden können. Wenn das doch geschehen ist, arbeiten wir zunächst nur an den Dornfortsätzen, um die entsprechenden Wirbel mit

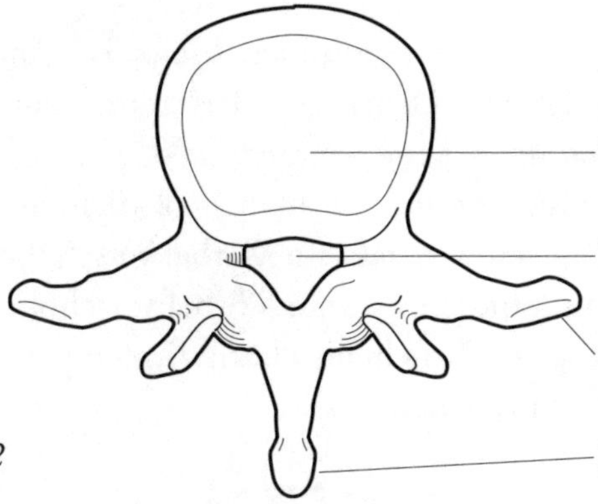

Abbildung 2

dem Daumen wieder in die richtige Position zu bringen. Manchmal ist es allerdings ratsam, verrutschte Wirbel auch an den Querfortsätzen zu richten.

Wirbelverschiebungen

Wie Sie noch sehen werden, weicht der Bauplan der ersten beiden Halswirbel ganz erheblich von dem der übrigen Wirbel ab. Die Wirbel werden von oben nach unten kräftiger, weil sie ja auch immer mehr Gewicht zu tragen haben. Das ist zwar bei allen Menschen gleich, heißt aber nicht, dass sämtliche Wirbel bei allen Menschen gleich gebaut sind. Da der Mensch nicht aus genormten Einzelteilen zusammengesetzt ist, kann es auch bei der Wirbelsäule Abweichungen vom »Üblichen« geben, die aber durchaus noch normal sind. Es kann zum Beispiel vorkommen, dass wir als Therapeuten beim Tasten der Wirbel eine Unregelmäßigkeit fühlen, obwohl der Patient keinerlei Beschwerden hat. Dann wissen wir, dass wir es hier mit einem unregelmäßig gewachsenen Dornfortsatz zu tun haben, und den lassen wir selbstverständlich wie er ist. Anders ist es, wenn ganz leichter Druck eine Irritation beim Patienten auslöst. Das muss kein Schmerz sein, aber es fühlt sich »irgendwie anders« an, wie manche Patienten es ausdrücken. Jetzt wissen wir, dass ein Wirbel verschoben ist. Nun gilt es herauszufinden, *wie* ein Wirbel verschoben ist.

Die häufigste Wirbelfehlstellung finden wir im Bereich der Brust- und Lendenwirbelsäule.

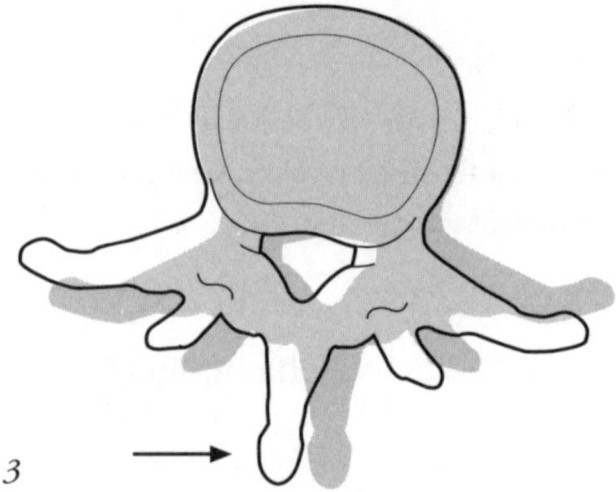

Abbildung 3

Hier bleibt der Wirbelkörper selbst in seiner Position. Verschoben sind lediglich der Dornfortsatz und die Querfortsätze (Abb. 3). Diese Fehlstellung ist mit dem sensiblen Daumen gut zu ertasten und auch problemlos zu korrigieren, und zwar dadurch, dass der Therapeut den Wirbel mit Druck auf den Dornfortsatz in die Mitte schiebt.

Beim sechsten bis neunten Brustwirbel und beim fünften Lendenwirbel kann es vorkommen, dass der gesamte Wirbel seitlich verschoben ist (Abb. 4). Hier werden zunächst die Dornfortsätze gerichtet, und danach wird der Querfortsatz egalisiert.

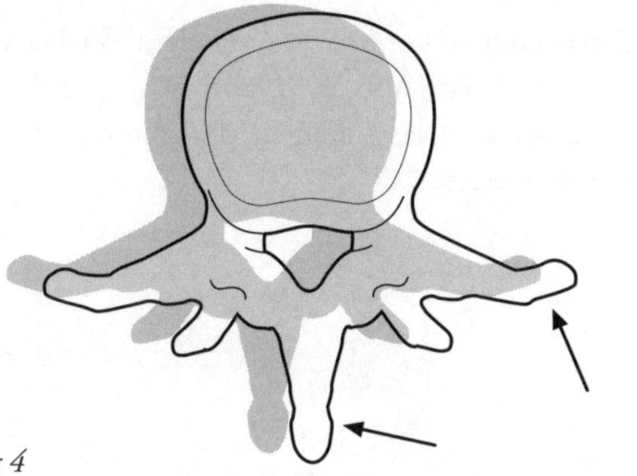

Abbildung 4

Die Wirbel der Halswirbelsäule verschieben sich meistens im Bereich der Querfortsätze (Abb. 5). Also setzt der Therapeut hier an, um den jeweiligen Wirbel wieder in die richtige Position zu bringen.

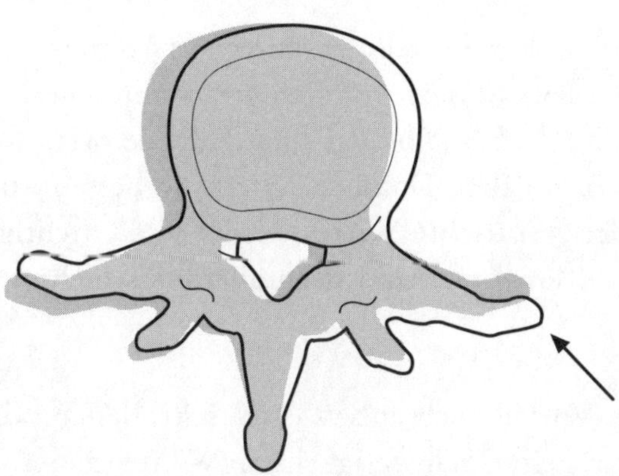

Abbildung 5

Äußerst selten kommt es vor, dass ein Wirbel sozusagen »verschwunden« ist (Abb. 6). Dann ist er zur Körpermitte hin verrutscht und lässt sich in den meisten Fällen auch nicht mehr ertasten.

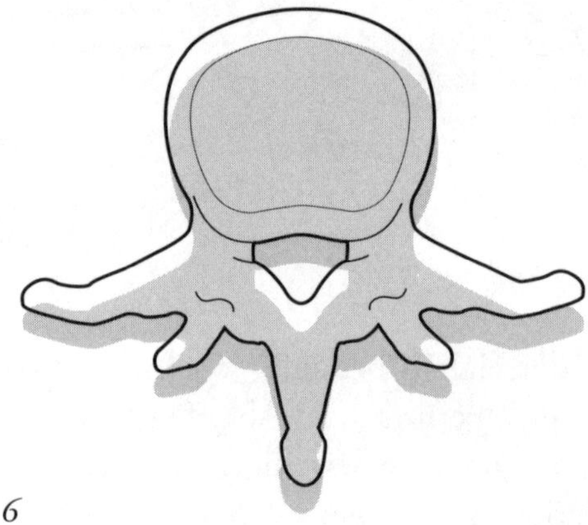

Abbildung 6

Damit diese Fehlstellung korrigiert werden kann, muss sich der Patient nach vorn beugen, während der Therapeut die Wirbel oberhalb und unterhalb des verschwundenen Wirbels mit dem Daumen fixiert. So besteht die Chance, dass der verrutschte Wirbel wieder in die richtige Position gleitet. Manchmal sind dazu allerdings mehrere Versuche nötig.

Ist ein Wirbel nach außen verrutscht, bereitet die Korrektur gar keine Schwierigkeiten. Während der Therapeut den verrutschten Wirbel wieder gerade schiebt, schwenkt der Patient entweder mit dem Bein aus der Hüfte oder ab Mitte der Brustwirbelsäule mit dem Arm aus der Schulter heraus. Bewegt wird jeweils das Bein oder der Arm, in dessen Richtung die Korrektur erfolgt. Zum Beispiel: Wenn der vierte Brustwirbel nach rechts verrutscht ist, wird er, in der Regel am Dornfortsatz, mit dem Daumen nach links geschoben. Deshalb pendelt der Patient mit dem linken Arm. An der Halswirbelsäule wird die notwendige Muskelbewegung dadurch erreicht, dass der Patient den Kopf schüttelt, nicht zu weit und möglichst gleichmäßig, so als wolle er »nein, nein, nein« sagen.

Bei der Methode Dorn arbeitet man nicht mit Geschwindigkeit, sondern in aller Ruhe und mit viel Gefühl, wobei die Muskeln des Patienten in Bewegung sein müssen. Durch diese Bewegung hilft der Patient mit, den Wirbel wieder in die richtige Position zu bringen.

Zu den Aufgaben der Wirbelsäule gehört es, das empfindliche Gehirn vor Stößen und Verletzungen zu schützen. Um diese Aufgabe erfüllen zu können, ist sie s-förmig gebogen und zwischen den Wirbelkörpern mit elastischen Puffern, den Bandscheiben, versehen. Die Bandscheiben fangen Stöße ab und machen die Wirbelsäule äußerst beweglich. Diese Beweglichkeit ist nicht nur für die Bewegungen notwendig, die der Körper macht, wie Gehen, Bücken und so weiter, sondern auch wegen der inneren Organe, deren Volumen sich beim Atmen, bei der Nahrungsverarbeitung oder während der Schwangerschaft verändert.

Der Abbildung 7 auf der folgenden Doppelseite können Sie entnehmen, welche Verbindungen zwischen den einzelnen Wirbeln und den Organen, Drüsen und Geweben des Organismus bestehen.

Abbildung 7

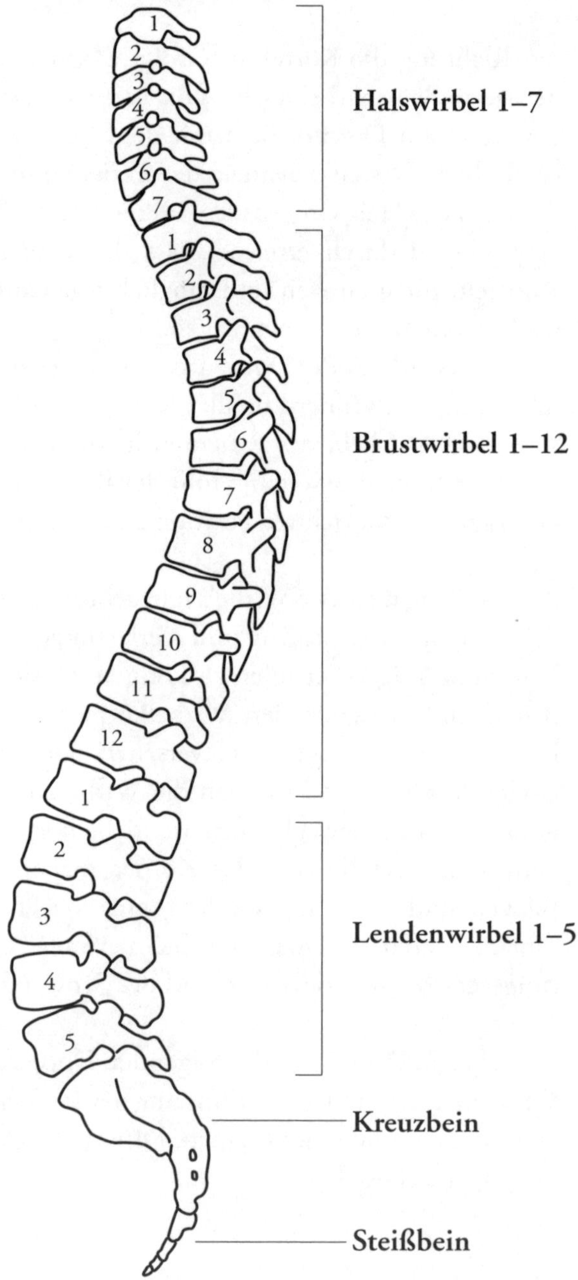

1
2
3
4
5
6
7
Halswirbel 1–7
1
2
3
4
5
6
7
8
9
10
11
12
Brustwirbel 1–12
1
2
3
4
5
Lendenwirbel 1–5
Kreuzbein
Steißbein

Legende zu Abbildung 7

Halswirbel		
	1	Schädel, Gesicht, Blutzufuhr zum Kopf, Gehirn, Ohren, Sympathikus
	2	Gesichtshöhlen, Augen, Stirn, Zunge, Sehnerv
	3	Wangen, Zähne, Ohren, Gesichtsknochen
Nacken	4	Mund, Lippen, Nase, Ohrtrompete
	5	Stimmbänder, Rachenhöhle, Halsdrüsen
	6	Halsmuskeln, Mandeln, Schultern
	7	Schulterschleimbeutel, Ellenbogen, Schilddrüse

Brustwirbel		
	1	Unterarm und Hand, Luftröhre, Speiseröhre
	2	Herzklappen, Herzkranzgefäße
	3	Brustkorb, Lungen, Brüste, Bronchien
	4	Gallenblase und Gallengänge
	5	Leber, Blut, Sonnengeflecht
Mittlerer Rücken	6	Magen
	7	Zwölffingerdarm, Bauchspeicheldrüse
	8	Milz, Zwerchfell
	9	Nebennieren
	10	Nieren
	11	Harnröhre und Nieren
	12	Dünndarm, Eileiter, Blutkreislauf

Lendenwirbel		
	1	Dickdarm
	2	Bauch, Oberschenkel, Blinddarm
	3	Geschlechtsorgane, Blase, Knie
Unterer Rücken	4	Ischiasnerv, untere Rückenmuskeln, Prostata
	5	Bein, Fußknöchel, Fuß, Hüfte, Gesäß, Mastdarm, After

Gleich werden Sie etwas über die Auswirkungen erfahren, die Wirbelfehlstellungen auf alle Körperregionen, auf die inneren Organe, die Haut und sogar die psychische Befindlichkeit haben können. Doch vielleicht möchten Sie zuvor noch wissen, wo auf Ihrem Rücken der Wirbel zu finden ist, der die jeweilige Störung verursacht hat. Abzählen ist nur bei sehr mageren Menschen möglich, aber man kann sich ganz gut helfen, wenn man bestimmte Anhaltspunkte beachtet.

Abbildung 8

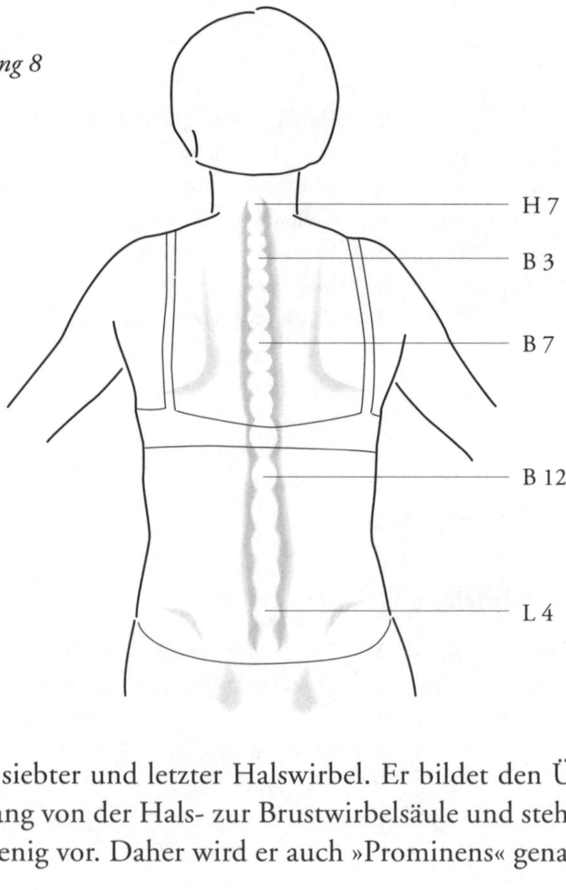

H 7 = siebter und letzter Halswirbel. Er bildet den Übergang von der Hals- zur Brustwirbelsäule und steht ein wenig vor. Daher wird er auch »Prominens« genannt.

B 3 = dritter Brustwirbel. Seinen Dornfortsatz finden wir ungefähr auf der Höhe der Schulterblattgräten, wenn die Arme locker herabhängen.

B 7 = siebter Brustwirbel. Sein Dornfortsatz befindet sich in Höhe des unteren Schulterblattwinkels.

B 12 = zwölfter und letzter Brustwirbel. Er befindet sich etwa in Höhe des Rippenbogens.

L 4 = vierter Lendenwirbel. Er liegt etwa in Höhe der beiden Darmbeinkämme.

Die folgende Abbildung zeigt eine Wirbelsäule von der Seite. Die S-Form ist deutlich zu erkennen.

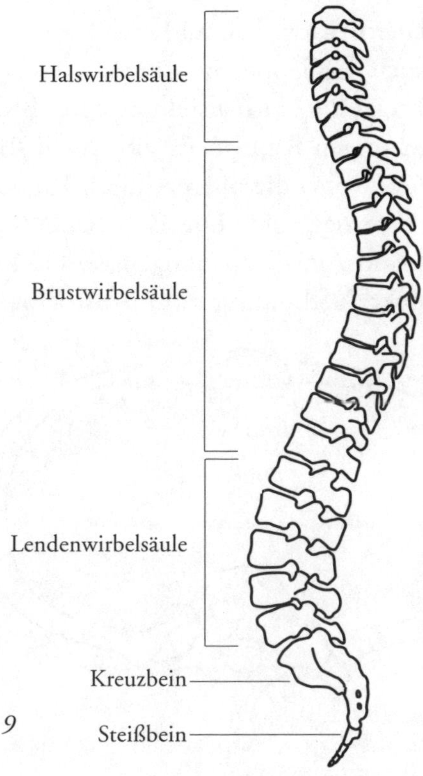

Abbildung 9

Der Mensch hat *sieben Halswirbel.* Der erste Halswirbel wird als Atlas bezeichnet, der siebte und letzte als »Prominens«.

Dann folgen von oben nach unten *zwölf Brustwirbel* und *fünf Lendenwirbel.* Die Lendenwirbel sind deutlich stabiler als die anderen, weil sie ein größeres Gewicht zu tragen haben.

Danach kommt das *Kreuzbein*, das früher, als Menschen noch Vierbeiner waren, ebenfalls zur Wirbelsäule gehörte. Es besteht aus fünf miteinander verwachsenen Wirbeln.

Das *Steißbein* war ursprünglich ein Schwanz und besteht aus drei bis fünf zurückgebildeten Wirbeln.

Wenn wir Wirbel in ihre richtige Position schieben, werden wir bei der Brustwirbelsäule auch kleinste Veränderungen im Bereich der Rippen bewirken.

Die Abb. 10 zeigt die Normalstellung eines Brustwirbels und der dazugehörigen Rippen. Es gibt zwölf Rippen auf jeder Körperseite, wobei die oberen durch Rippenknorpel am Brustbein befestigt sind. Die Enden der siebten bis zehnten Rippe sind zum Rippenbogen verschmolzen und haben keine direkte Verbindung zum Brustbein.

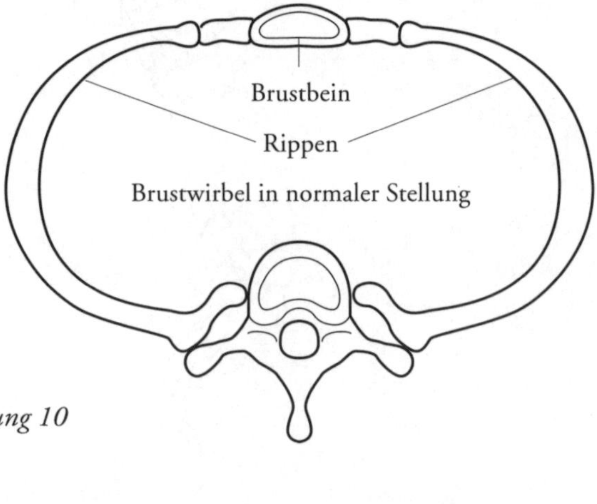

Abbildung 10

Die Abbildung 11 zeigt, dass aufgrund eines verschobenen Brustwirbels auch die Wirbel-Rippengelenke verrutscht sind, mit denen der Brustkorb an der Wirbelsäule aufgehängt ist. Zwei flache Gelenke sind davon betroffen:

- das Rippen-Kopfgelenk, das sich auf der Höhe der Bandscheibe befindet und den darüber und darunter stehenden Wirbelkörper berührt, sowie
- das Rippen-Querfortsatzgelenk, denn die Rippe ist zusätzlich mit dem Querfortsatz des Wirbels verbunden.

Über das Rippen-Kopfgelenk, das ja mit zwei Wirbelkörpern verbunden ist, kann es zu jenen fließenden Übergängen kommen, die wir oft beobachten. Der siebte und der achte Brustwirbel stehen beispielsweise insofern in engem Zusammenhang, als beide, wenn sie sich nicht in ihrer richtigen Position befinden, Müdigkeit, Vitalmangel und ein allgemeines Schwächegefühl verursachen.

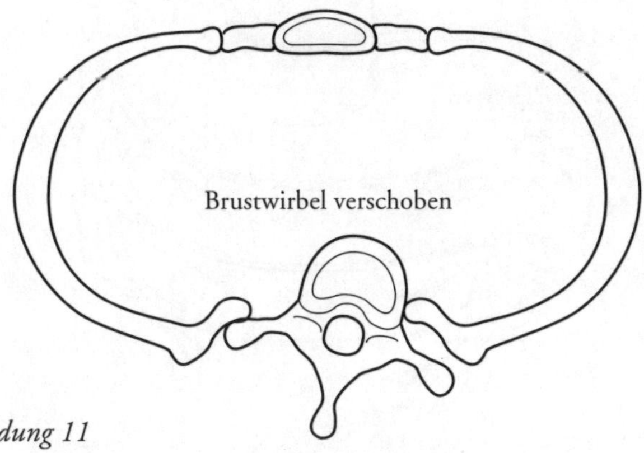

Abbildung 11

Die Rückenmarksnerven (Spinalnerven)

Das Rückenmark besteht aus Nervenbahnen, die in ständigem Austausch mit den Gehirn stehen. Diesem System entspringen die Spinalnerven, die jeweils »ihr« ganz bestimmtes Organ mit Informationen vom Gehirn versorgen und umgekehrt. Die Spinalnerven treten jeweils seitlich durch das Wirbelloch aus und verzweigen sich im Körper bis in die Peripherie. Das heißt, dass alle Organe des Körpers erreicht und versorgt werden. Voraussetzung dafür ist jedoch, dass das entsprechende Wirbelloch groß genug ist und die Nerven genügend Platz haben.

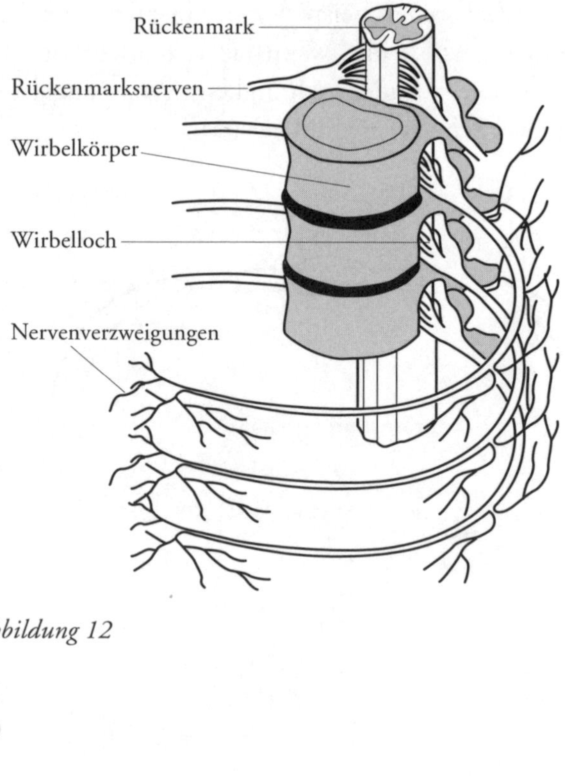

Abbildung 12

Wenn Wirbel verschoben sind, kann das bedeuten, dass die Wirbellöcher zu beiden Seiten verengt sind. Schon eine geringfügige Fehlstellung der 24 Wirbel oder auch des Kreuzbeins kann die Nerven irritieren oder auch ziemlich stark komprimieren. Eine Irritation führt meist zu chronischen Beschwerden (man hat es dann vielleicht »immer mit dem Magen«), während eine starke Komprimierung zum Beispiel den berüchtigten Ischias-Schmerz auslöst.

Auch der »Rückweg« vom Organ zum Gehirn kann durch eine Fehlstellung des Wirbels blockiert sein. Das hat vielleicht zur Folge, dass ein Organ krank ist und dringend behandelt werden müsste, aber man merkt nichts davon, weil der Schmerz als Warnsignal nicht im Gehirn ankommt.

Auf der Abbildung 13 können Sie gut erkennen, dass die Nerven sowohl im Schulter-Nacken-Bereich als auch im Lendenwirbelbereich gebündelt austreten. Das erklärt, warum man oft gerade an diesen Stellen so vielfältige Beschwerden hat.

So helfen Sie sich selbst

Wenn Sie die gesamte Wirbelsäule egalisieren möchten, empfiehlt sich diese Übung auf S. 33, bei der Sie sich beispielsweise auf zwei Stuhllehnen abstützen und mit beiden Beinen gegenläufig aus der Hüfte heraus pendeln. Dabei schwingt die gesamte Wirbelsäule mit, und die Wirbel können an ihren Platz zurückkehren.

Das früher häufig empfohlene »Aufhängen« an einer Reckstange sollte nur von besonders sportlichen Menschen

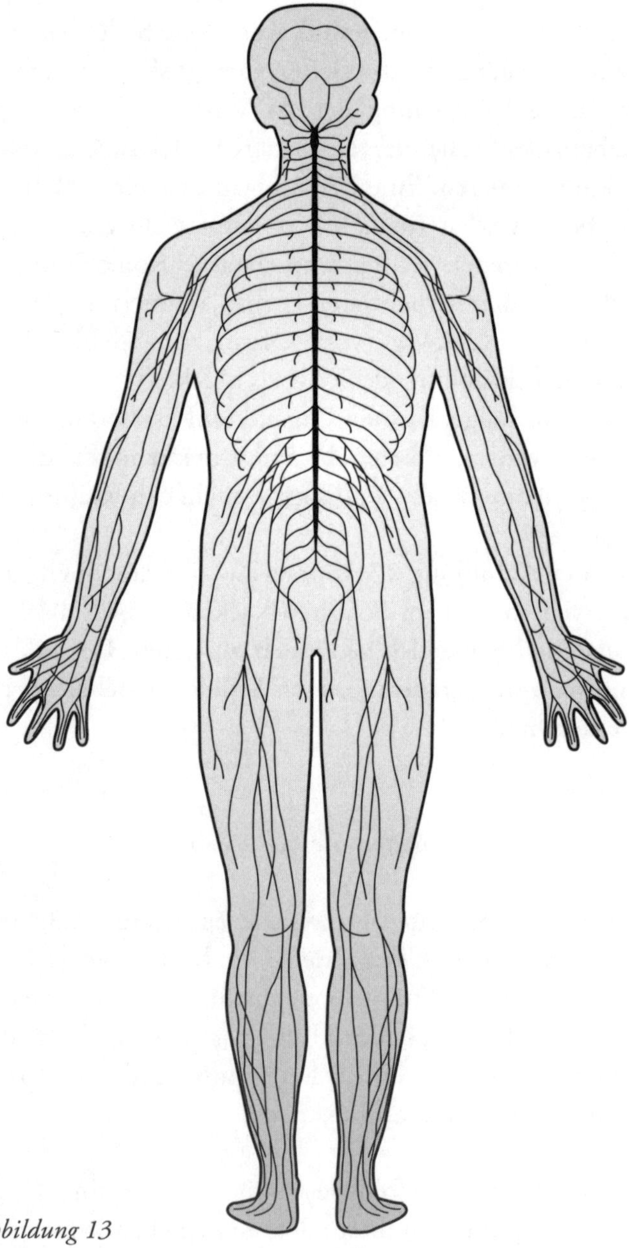

Abbildung 13

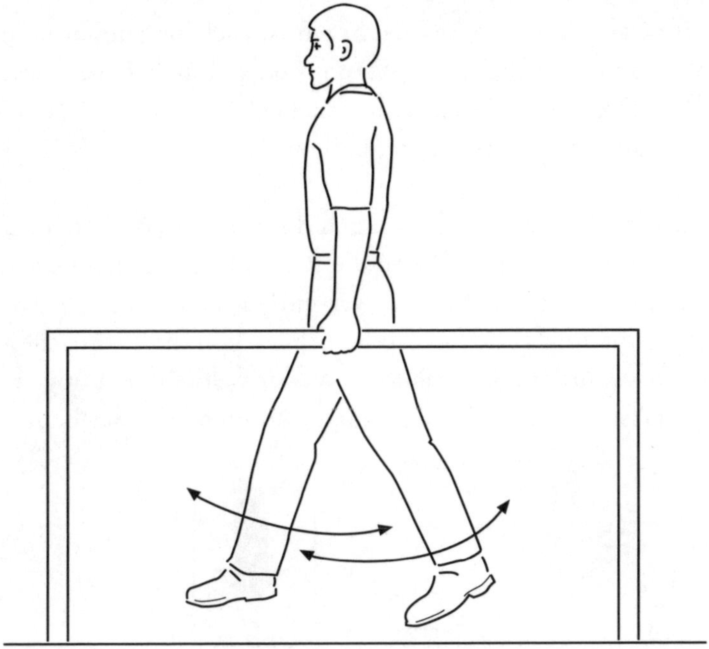

Abbildung 14

praktiziert werden, deren Muskeln entsprechend trainiert sind.

Doch auch für ganz und gar Unsportliche gibt es eine Übung, die denselben Zweck erfüllt. Sie stützen sich mit der rechten Hand an einer Stuhllehne oder einem ähnlich hohen Möbelstück leicht ab. Nun pendeln Sie mit dem rechten Bein aus der Hüfte heraus schwungvoll vor und zurück. Wenn Sie das ein paar Mal gemacht haben, wechseln Sie sowohl die Stützhand als auch das Schwungbein. Sie können auch mehrfach hin- und herwechseln. Achten Sie jedoch darauf, dass Sie beide Seiten möglichst gleich oft bewegen. Legen Sie den Schuh am schwingenden Bein ab, damit Sie mehr Platz zum Boden hin haben. Diese Übung können Sie jederzeit machen, auch mehrmals am Tag, und solange es Ihnen Spaß macht.

Einseitiges Verhalten kann auch dazu führen, dass sich Ihr Brustkorb verändert. Wenn die Rückseite Ihres Brustkorbs einseitig vorsteht, kann das vermutlich nicht in einer einzigen Sitzung gerichtet werden. Hier kommt es entscheidend darauf an, dass Sie die folgende Selbsthilfeübung regelmäßig dreimal am Tag wenige Minuten lang machen.

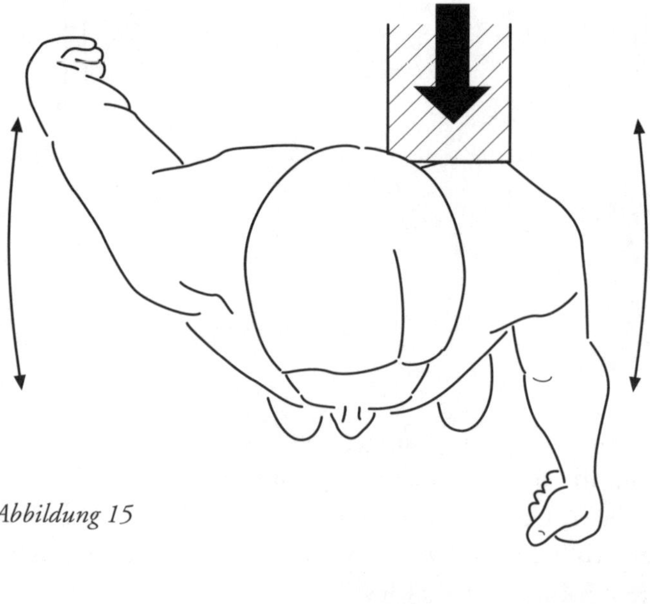

Abbildung 15

Drücken Sie das vorstehende Schulterblatt an die Fläche des Türrahmens, nicht an die Kante. Während Sie einen leichten und wohltuenden Druck auf die Auflagefläche ausüben, schwingen Ihre Arme gegenläufig vor und zurück. Auch bei dieser Übung kommt es nicht auf die Kraft an, die Sie einsetzen, sondern auf die Regelmäßigkeit und Ausdauer, mit der Sie üben.

Diese Übung können Sie übrigens auch machen, nachdem eines Ihrer Schlüsselbeine eingerichtet wurde, weil es weiter vorstand als das andere. Wenn beispielsweise das rechte Schlüsselbein vorsteht, drücken Sie das linke Schulterblatt gegen den Türrahmen und pendeln gegenläufig mit den Armen. (Zum Schlüsselbein siehe auch Seite 73 f.)

Eine vorzügliche Übung für die gesamte Wirbelsäule ist auch die auf Seite 122 in Abbildung 40 vorgestellte, die sich außerdem hervorragend eignet, um die Bauchmuskulatur zu stärken.

Tipps für Therapeuten

- Weisen Sie Ihren Patienten darauf hin, dass das Schieben eines Wirbels einen kurzen Schmerz verursachen kann. Bitten Sie um das Einverständnis des Patienten, bevor Sie etwas tun, das Schmerz verursachen könnte. Der Schmerz sollte als wohltuend empfunden und angenommen werden.

- Daraus ergibt sich zwingend, dass Sie die Behandlung abbrechen, wenn Sie beim Patienten Widerstand spüren: Vielleicht weicht er aus, vielleicht gibt er an, große Schmerzen zu haben, obwohl Sie ihn noch gar nicht angefasst haben. Behandeln Sie nicht weiter, wenn der Patient seine Bewegungen nicht mehr macht. All das sind Hinweise darauf, dass der

Patient unbewusst noch nicht bereit ist, behandelt zu werden. Er hat ein Recht auf »seine« Rückenschmerzen, und das sollten Sie respektieren.

- Bieten Sie ein Nachgespräch (auch telefonisch) an. Sie wissen, dass es einen Zusammenhang zwischen der Wirbelsäule und eventuellen Beschwerden an inneren Organen gibt. Es könnte also zu Irritationen kommen, bis sich der gesunde »Normalzustand« wieder eingestellt hat.

- Sagen Sie Ihren Patienten, dass es in den Tagen nach der Behandlung zu einem dem Muskelkater ähnlichen Schmerz kommen kann.

- Weisen Sie Ihre Patienten ausdrücklich darauf hin, dass sie nach der Behandlung besonders viel trinken müssen, und zwar mindestens zwei bis drei Liter Wasser oder Gesundheitstee pro Tag.

- Achten Sie darauf, dass es sich wirklich um einen verrutschten Wirbel handelt, den Sie schieben, und nicht etwa um eine anatomische Unregelmäßigkeit.

- Behandeln Sie nur, wenn ein Vertrauensverhältnis zwischen Ihnen und dem Patienten besteht. Sie müssen bei dem, was Sie tun, ein gutes Gefühl haben.

Unterschiedlich lange Beine

»Dass meine Beine nicht gleich lang sind, müsste ich doch gemerkt haben« ist die häufigste Reaktion auf die Vermutung, dass ungleich lange Beine die Rückenschmerzen verursacht haben könnten. Manche Patienten, vor allem Frauen, haben vielleicht ab und zu beim Kleider- oder Hosenkauf einen Hinweis bekommen. Da muss dann zum Beispiel der Rocksaum einseitig gekürzt werden oder nur ein Hosenbein. Möglicherweise hat sich die Betreffende sogar schon daran gewöhnt und denkt, dass man da ja sowieso nichts machen kann.

Es gibt aber oft schon viel früher Indizien dafür, dass mit der Statik etwas nicht stimmt. Beim Baby weist die asymmetrische Pofalte auf einen Hüftschiefstand hin, der mit einer doppelten Windel, einer Spreizhose oder gar dem Gipsbett gerichtet werden soll. Später, wenn das Kind laufen kann, gibt es weitere Hinweise auf Probleme mit der Statik. Wenn man davon ausgeht, dass alle Kinder gern laufen (sonst würden sie es ja nicht mühsam erlernen), muss es verwundern, dass manche dabei keine große Ausdauer entwickeln. Sie quengeln schon nach kurzer Zeit und wollen lieber getragen oder gefahren werden, als die eigenen Beine zur Fortbewegung zu benutzen. Vermutlich kommt in diesem Verhalten ein Unbehagen zum Ausdruck, das beim Gehen durch die Beinlängendifferenz verursacht ist. In den seltensten Fällen handelt es sich um Faulheit, die dem Kind dann häufig unterstellt wird.

Bei allen Patienten, die unter Rückenschmerzen leiden, auch schon bei Kindern, ist eine Kontrolle und Korrektur der Beinlängen erforderlich. Ein Dorn-Therapeut überprüft Ihre Beinlängen, während Sie ganz entspannt und angekleidet auf dem Rücken liegen. Auch die Schuhe behalten Sie an. Vor allem aber wissen Sie, dass diese Prozedur keinesfalls schmerzt. Der Therapeut hebt Ihre Beine nun in einem Winkel von etwa 60 Grad an, wobei die Knie durchgedrückt bleiben.

Abbildung 16

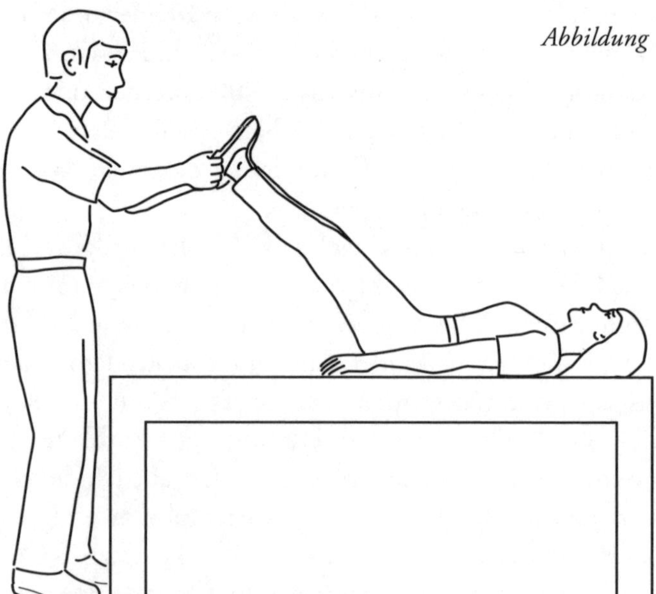

Das ist manchmal leichter gesagt als getan. Viele Patienten lassen ihre Beine nicht einfach vom Therapeuten anheben, sondern helfen mit, und zwar meist vollkommen unbewusst. Ein erfahrener Dorn-Therapeut kann gut beurteilen, wie schwer die Beine seines jeweiligen Patienten sind. Er merkt, ob Sie mithelfen, und weiß, dass kaum eine Aussage zur Beinlängendifferenz möglich ist, wenn Sie es tun. Vielleicht hilft es, wenn er Ihre Beine beim Anheben ein wenig spreizt. Die Beine werden ja eigentlich nur angehoben, damit Sie als Patient selbst sehen, um wie viel länger eines Ihrer Beine im Vergleich zum anderen ist. Am besten können Sie das natürlich an den Absätzen Ihrer Schuhe sehen. Und wenn Sie es selbst gesehen haben, so unsere Vermutung, werden Sie die zur Korrektur notwendigen Übungen nicht so leicht vergessen. In den allermeisten Fällen kann derTherapeut die Differenz auch feststellen, wenn Sie nur entspannt und gerade auf dem Rücken liegen.

Beim Anheben der Beine sollten die Daumen des Therapeuten in der Mitte des Schuhabsatzes liegen. Ansonsten besteht die Gefahr, dass locker sitzende Schuhe das Bild verfälschen. Meistens zeigt sich ein deutlicher Unterschied in den Beinlängen. Auf der Abbildung 17 ist beispielsweise das linke Bein länger.

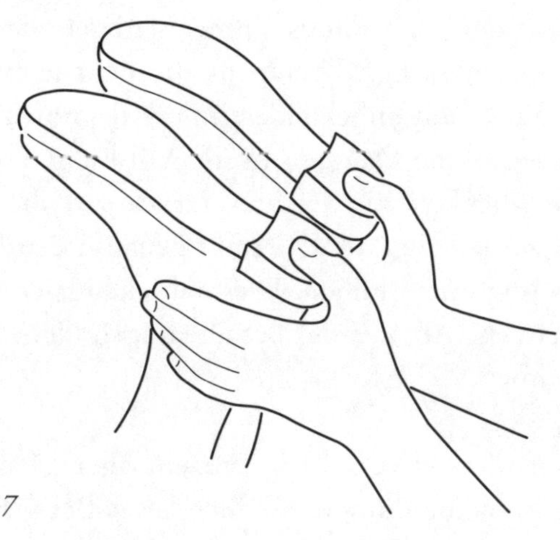

Abbildung 17

Wenn die Absätze der Schuhe parallel stehen, die Fußsohlen aber ungleich sind (Abb. 18), so deutet dies auf einen Beckenschiefstand hin.

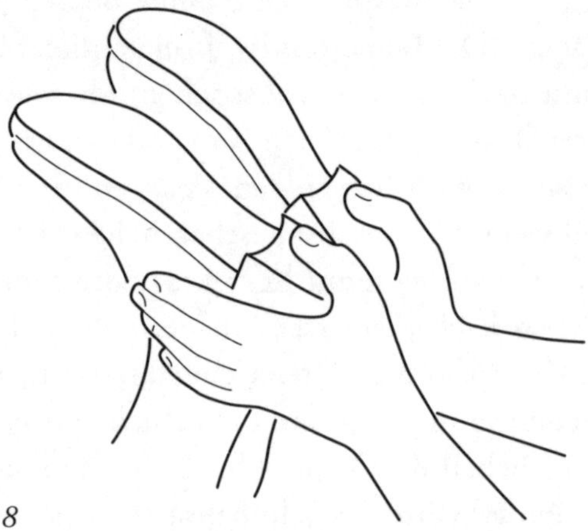

Abbildung 18

Man kann die Beinlängendifferenz natürlich auch *ohne Schuhe* messen. Manchmal hat der Patient die Schuhe schon ausgezogen. Oder er hat bereits eine Absatzerhöhung an einem Schuh, oder die Patientin trägt ganz leichte Sandalen oder, zum Glück immer seltener, »Stöckelschuhe«. Dann muss der Therapeut die genaue Beinlängendifferenz auch am unbekleideten Fuß diagnostizieren können. Er legt seine Daumen in die Mitte der Ferse auf die Fersenbeinhöcker. Ein leichter Druck auf diese härteste Stelle der Ferse zeigt die Differenz genauso deutlich an wie die Messung mit Schuhen. Diesmal schaut sich der Therapeut nicht die Absätze der Schuhe an, sondern seine eigenen Daumen.

Man sagt, dass etwa achtzig Prozent aller Menschen mit Rückenproblemen unterschiedlich lange Beine haben. Die

Erfahrung zeigt, dass dieser Prozentsatz noch viel zu niedrig angesetzt ist. Bei Patienten, die einen Dorn-Therapeuten aufsuchen, oder bei unseren Seminarteilnehmern finden sich fast immer Unterschiede in den Beinlängen, die in der Regel zwischen einem und vier Zentimetern liegen. Meist ist dies den Betroffenen gar nicht bewusst, denn schließlich humpeln sie ja nicht. Meine (Gerda Flemmings) Erfahrung ist, dass nur bei jedem tausendsten Patienten die Beine gleich lang sind. Eine anatomische Beinlängendifferenz fand ich bisher nur bei zwei Patienten. Der eine war ein Erwachsener, der als Kind einen Schienbeinbruch erlitten hatte. Da war die Kallusbildung beim Zusammenwachsen der Knochen so überschießend gewesen, dass das gebrochene Bein schließlich um zwei Zentimeter länger war als das andere. Bei einem elfjährigen Mädchen wuchs das linke Bein ohne ersichtlichen äußeren Grund schneller als das rechte. Als dieses Kind in meine Praxis kam, betrugt der Unterschied bereits drei Zentimeter. Trotz sorgfältiger Überprüfung konnte ich in den Gelenken keine Ursache für die Beinlängendifferenz finden. Unter- und Oberschenkel waren deutlich länger als beim rechten Bein.

Wenn festgestellt wird, dass die Beine nicht gleich lang sind, sollte man nicht warten, bis sich daraus zunächst ein Beckenschiefstand und später eine Wirbelsäulenfehlstellung entwickelt, sondern diesen Zustand gleich korrigieren.

Zunächst wird das Sprunggelenk gerichtet, danach das Kniegelenk und schließlich das Hüftgelenk. Diese Korrektur ist völlig schmerzlos, denn dabei werden nur die Knochen der entsprechenden Gelenke wieder zusammen geschoben. Natürlich wird nach dem Richten eines Gelenkes immer nachgemessen. Denn Sie als Patient müssen wissen, welches Gelenk für das Ungleichgewicht in Ihrer Statik verantwortlich war, damit Sie dann entsprechende Übungen machen können.

Ein sportlicher junger Mann, der leidenschaftlich gern Squash spielte, hatte trotz dieser regelmäßigen sportlichen Betätigung Schmerzen im Rücken. Seine Beine schienen zunächst gleich lang zu sein.

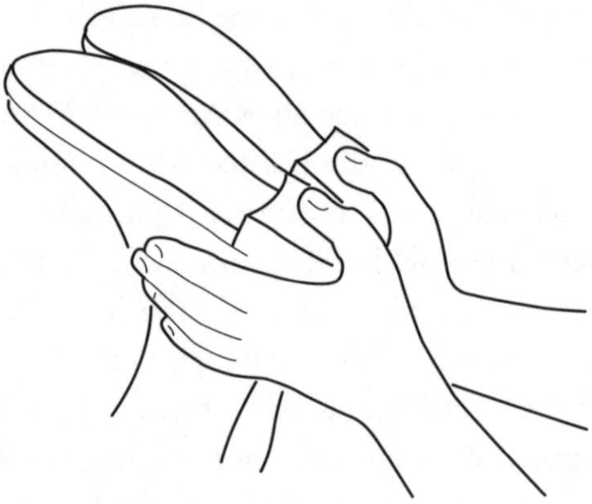

Abbildung 19

Eine gründliche Untersuchung und Korrektur zunächst des linken Beines hatte jedoch zur Folge, dass nun das rechte Bein um drei Zentimeter länger war als das korrigierte Bein. Also wurde die gleiche Prozedur auch am rechten Bein durchgeführt, bis beide Beine wieder gleich lang waren. Dieser junge Mann hatte eine Fehlstellung an fünf von sechs möglichen Gelenken gehabt.

An diesem Beispiel sehen Sie, dass es nicht ausreicht, den Gleichstand zu diagnostizieren. In Fällen wie diesen finden wir fast immer Schäden sowohl am rechten als auch am linken Bein. Mit der Korrektur hören wir natürlich erst auf, wenn beide Beine wieder gleich lang sind.

Wie kommt es zu unterschiedlich langen Beinen?

Manchmal, wenn auch äußerst selten, ist ein Bein wirklich länger als das andere, zum Beispiel aufgrund eines in der Kindheit oder im Jugendalter erlittenen Beinbruchs. In diesem wie in anderen Fällen, in denen die Beinlängendifferenz anatomisch bedingt ist, ist es natürlich sinnvoll, das kürzere Bein durch Einlagen oder Absatzerhöhungen künstlich zu verlängern.

Diese Maßnahmen sind jedoch nicht sinnvoll, wenn die unterschiedlich langen Beine durch ein Verrutschen oder Verkanten einzelner Knochen im Gelenk (besonders im oberen Sprunggelenk) oder durch Vergrößerung eines oder mehrerer Gelenkspalte entstanden sind. Und das ist bei etwa 98 Prozent aller Patienten mit unterschiedlich langen Beinen der Fall.

Abb. 20 zeigt schematisch ein Gelenk. Jedes echte Gelenk ist durch den Gelenkspalt definiert. Ein solches Gelenk sorgt ja dafür, dass sich zwei Knochen gegeneinander bewegen können, was nicht möglich wäre, wenn sie, wie bei den unechten Gelenken, durch Knorpel relativ fest miteinander verbunden wären. Der Gelenkspalt eines echten Gelenks kann sich aus unterschiedlichen Gründen vergrößern: durch einen Unfall, ein unglückliches Umknicken, ein Hinfallen oder ähnliches, durch eine Operation oder, im günstigsten Fall, nur durch lange falsche Gewohnheiten, auf die wir bei den hauptsächlich betroffenen Gelenken noch im einzelnen hinweisen werden. Dann dehnen sich die Bänder, Sehnen und Muskeln, die dafür sorgen sollen, dass die Knochen passgenau und im richtigen Abstand voneinander sitzen. Eine Vergrößerung des

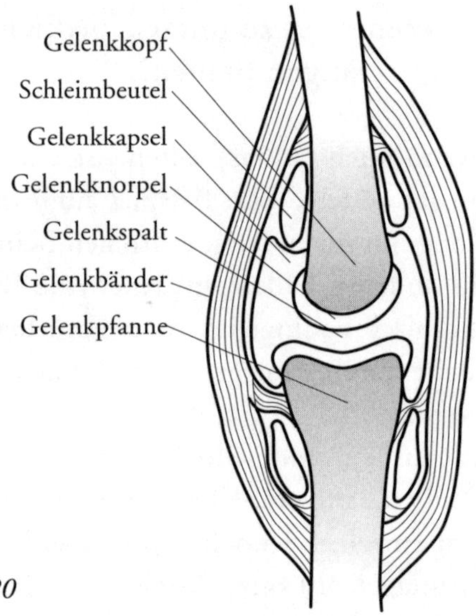

Abbildung 20

Gelenkspalts verursacht Schmerzen. Wenn die Knochen in eine Fehlstellung geraten sind, wird die schützende Knorpelschicht beschädigt. Bei den Beinen kann es dann zu Beschwerden im Sprunggelenk, im Knie oder in der Hüfte kommen. Hier liegt unserer Meinung und Erfahrung nach auch eine der Ursachen für die Entstehung von *Arthrose*.

Wie kommt es zu Gelenkspaltvergrößerungen?

Ein Unfall oder eine entzündliche Erkrankung ist selten die Ursache für eine Gelenkspaltvergrößerung, obwohl auch das vorkommt. Viel öfter sind es falsche Gewohnheiten oder berufliche bedingte einseitige Belastungen, die den Gelenken schaden.

Die *Hüfte* kann schon während oder kurz nach der Geburt geschädigt werden, entweder im engen Geburtskanal, oder wenn das Neugeborene an den Füßen, oder gar nur an einem Fuß, hochgehoben wird, damit es nach dem Klaps auf den Po seinen ersten Schrei tut. Später kann die Angewohnheit, mit übereinander geschlagenen Beinen zu sitzen, so wie das Sitzen in zu bequemen tiefen Sesseln oder Autositzen zur Subluxation der Hüftgelenke führen.

Es ist einleuchtend, dass Fliesenleger, Pflasterer oder Schaufenstergestalter, kurz, alle Menschen, die ständig gezwungen sind, in knieender Haltung zu arbeiten, Knieprobleme bekommen können. Über all diese Probleme und vor allem darüber, was man tun kann, um dem Schaden wirksam zu begegnen, erfahren Sie mehr auf S. 51.

Auch die *Zehengrundgelenke* können herausgesprungen sein. Wenn man das wieder richten will, winkelt man das Gelenk – wie bei allen Gelenken beschrieben – möglichst weit ab (90 Grad dürften hier allerdings nicht zu erreichen sein) und stellt den Zeh unter Druck wieder gerade.

Das *Sprunggelenk* (Fußgelenk) kann betroffen sein, weil Kinder manchmal die Angewohnheit haben, die Füße um die Stuhlbeine zu »wickeln«. Damit geben sie sich inneren Halt, besonders in belastenden Situationen. Das kann auf die Dauer allerdings zur bleibenden Angewohnheit werden. Da es sich beim Sprunggelenk (Fußgelenk) um ein recht bewegliches Eigelenk handelt (siehe Abb. 21), fällt es einem Kind noch leicht, die Stuhlbeine auf diese Weise zu umklammern. Doch leider hat diese Fußhaltung oft zur Folge, dass sich die Muskeln und Bänder, welche die Knochen zusammenhalten sollen, über Gebühr dehnen und ausleiern, so dass der Fuß am Ende keinen richtigen Halt mehr findet. Häufiges Umknicken und ein Verkanten der

Knochen im Sprunggelenk – eine Steilstellung des Fersenknochens – kann die Folge sein.

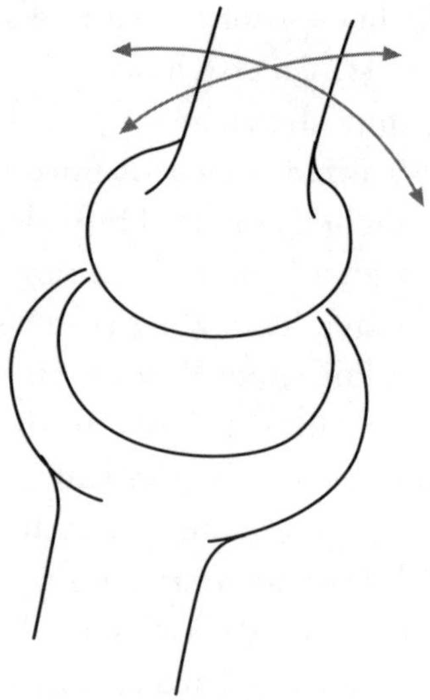

Abbildung 21

Ein *Eigelenk* verschafft einen relativ großen Bewegungsspielraum. Zum Beispiel ermöglicht es dem Fuß, sich beim Gehen nicht nur nach oben und unten, sondern auch nach innen und außen zu bewegen und damit Unebenheiten des Bodens auszugleichen. Weil dieses Gelenk so beweglich ist, ist man in der Lage, mit dem Fuß zu kreisen.

Ein Gelenk ist jedoch nicht so simpel gebaut, wie es in dieser Schemazeichnung dargestellt ist. Es setzt sich vielmehr aus zahlreichen kleineren Knochen zusammen, deren Bewegungen fein aufeinander abgestimmt sind. Erst durch das Zusammenspiel dieser Knochen entsteht die Beweglichkeit, die man sowohl beim Fußgelenk als auch beim Handgelenk benötigt.

Die Fehlstellung im Sprunggelenk ist in der Regel minimal. Die Differenz zur Normalstellung beträgt meist nur einen halben Zentimeter. Doch selbst diese geringe Fehlstellung kann große Beschwerden verursachen.

Eine Mutter brachte in den Tagen zwischen Weihnachten und Neujahr ihren achtjährigen Sohn zu mir (Dieter Dorn). Dieser Junge hatte eine lange Leidensgeschichte hinter sich. Seit vier Monaten war er in verschiedenen Kliniken behandelt worden, zum Schluss mit hoch dosierten Antibiotika, weil man einen Zeckenbiss als Ursache für die Entzündung und die großen Schmerzen in seinem Sprunggelenk vermutete. Ich stellte fest, dass der Fuß des Jungen stark entzündet und das rechte Bein vier Zentimeter länger war als das linke. Nach dem Einrichten des Sprunggelenkes, was natürlich ganz kurz ein wenig schmerzte, aber wirklich nur sekundenlang, waren beide Beine wieder gleich lang. Der schreckliche Schmerz, der das Kind seit nunmehr vier Monaten begleitet hatte, war verschwunden. Die Entzündung tat dem Jungen zwar noch ein wenig weh, aber er konnte und wollte wieder auftreten und die Gehhilfen beiseite lassen. Für den Heimweg musste er die Gipsschiene allerdings doch noch einmal anlegen, aber nur, weil draußen Schnee lag und er den zweiten Schuh nicht mitgebracht hatte.

Das Einrichten der Sprunggelenke

Der Therapeut bittet den (liegenden) Patienten, die Zehen zu sich hinzuziehen. Dann bringt er mit der einen Hand den Fuß in Normalstellung, während er mit der anderen mäßigen Druck (in der Abb. 22 mit einem dicken Pfeil dargestellt) auf die Ferse ausübt. Dieser Handgriff wird zweimal ausgeführt, und zwar einmal nach innen und einmal etwas mehr nach außen, weil es sich auch um eine Fehlstellung im oberen Sprunggelenk handeln kann. Während dieser Richtungsänderung von innen nach außen darf kein Druck ausgeübt werden.

Abbildung 22

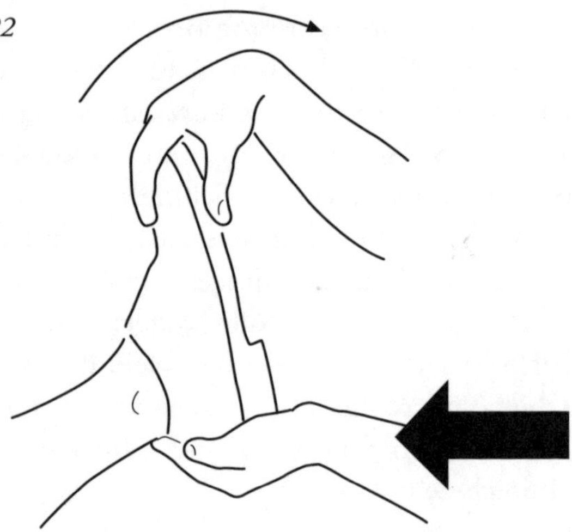

Jetzt werden die Beinlängen erneut verglichen. Wenn die Differenz geringer geworden ist, zeigt Ihnen der Therapeut die folgende Selbsthilfeübung, die Sie mehrmals am Tag machen sollten, bis sich die Muskeln und Sehnen wieder gefestigt haben.

Stellen Sie das Bein etwas vor und achten Sie darauf, dass die ganze Fußsohle den Boden berührt. Nun schieben Sie das Knie ohne Druck so weit wie möglich vor (Abbildung 23 a). Es sollte mindestens über den Zehenspitzen stehen. Jetzt üben Sie Druck (dicker Pfeil) auf den Fuß aus – die Zehen bleiben auf dem Boden – und stellen das Bein unter diesem Druck so weit wie möglich gerade (Abbildung 23 b).

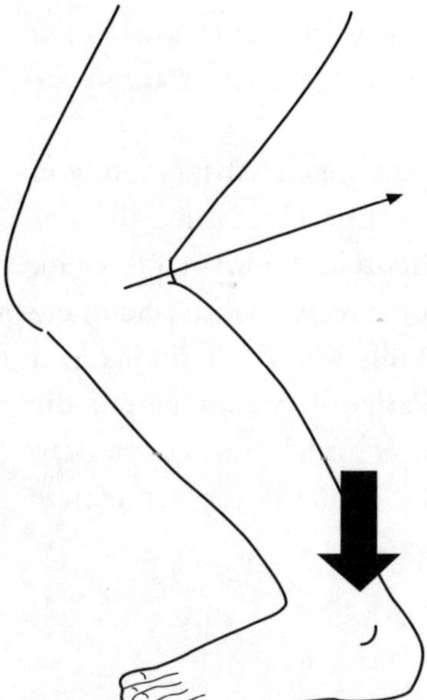

Abbildung 23 a

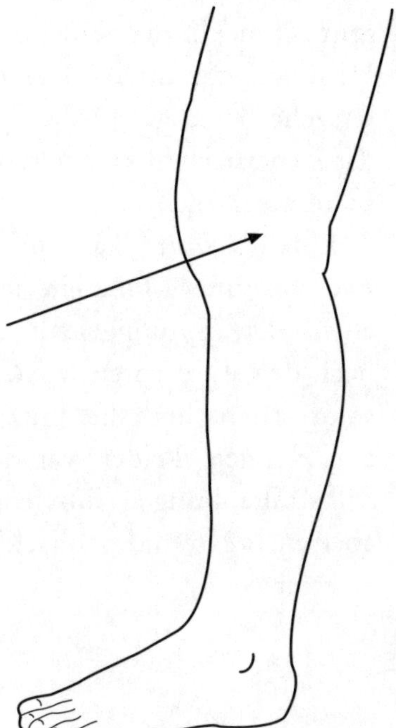

Abbildung 23 b

Beobachten Sie Ihren Fuß. Achten Sie darauf, dass Sie den rechten Winkel (so weit wie möglich) herstellen, ohne Druck auszuüben. Der notwendige Druck auf die Ferse soll erst beim Geradestellen ausgeübt werden.

Häufig werden wir gefragt, ob man bei einer Entzündung überhaupt am Gelenk arbeiten darf oder nicht vielmehr warten muss, bis die Entzündung abgeklungen ist. Wir richten das schmerzende Gelenk mit Einverständnis des Patienten nur dann, wenn wir wissen, dass der vergrößerte Gelenkspalt die Entzündung verursacht hat. Der Handgriff schmerzt zwar ein bis zwei Sekunden lang, aber die Heilung setzt in der Regel sehr schnell ein, sobald die Ursache beseitigt wurde. Bei der Wirbelsäule muss man das sicherlich differenzierter sehen. Darüber erfahren Sie später noch mehr.

Eine Patientin kam in regelmäßigen Abständen von zwei bis drei Monaten, immer mit der Bitte, ihr das entzündete Sprunggelenk zu richten. Wenn das Gelenk nach dem Einrichten wieder gut passte, ließ der Schmerz sofort nach, und die Entzündung war nach drei Tagen abgeklungen. Leider war die Patientin weder bereit, die Selbsthilfeübungen durchzuführen noch ihre eleganten, aber auch extrem hochhackigen Schuhe durch bequemere zu ersetzen.

Das Einrichten der Kniegelenke

In manchen Berufen werden die *Knie* besonders stark belastet. Pflasterer, Fliesen- oder Parkettleger und Schaufenstergestalter müssen eigentlich damit rechnen, eines Tages Knieprobleme zu bekommen. Auch wenn Sie gern im Garten arbeiten, sollten Sie zwischendurch oder zumindest nach Beendigung der Arbeit die folgende Knieübung machen.

So helfen Sie sich selbst

Stellen Sie den gesamten Fuß so auf eine feste Unterlage (Hocker, Treppe), dass Unter- und Oberschenkel einen Winkel von 90 Grad bilden. Dann drücken Sie mit der einen Hand von oben auf die Kniescheibe und mit der anderen entgegengesetzt unter der Kniekehle am oberen Teil der Wade in Richtung Kniescheibe, um das Bein unter Druck wieder in die Gerade zu bringen.

Wenn Ihnen das im Stehen zu beschwerlich ist, können Sie sich auch setzen. Wichtig ist nur, dass Ihre Beine auch im Sitzen so stehen, dass Ober- und Unterschenkel einen rechten Winkel bilden. Nun drücken Sie mit der einen Hand auf die Kniescheibe, üben mit der anderen Hand Gegendruck auf die Wade unterhalb der Kniekehle in Richtung Kniescheibe aus und verlagern das Gewicht auf den Fuß. Unter diesem Druck stehen Sie auf und bringen das Bein in die Gerade. Erst wenn das Bein wieder gerade gestellt ist, nehmen Sie den Druck zurück.

Abbildung 24

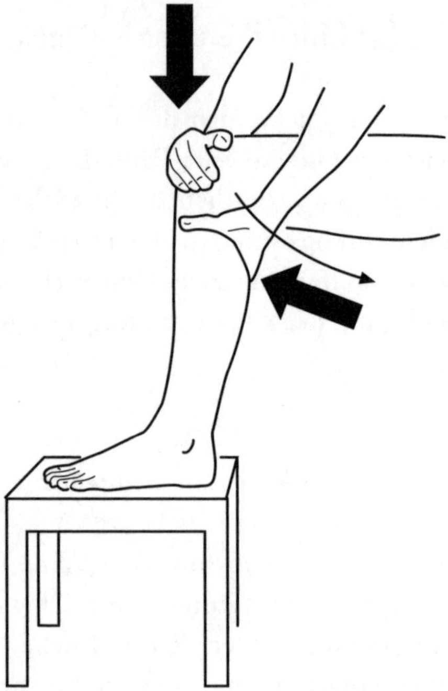

Auch der Therapeut arbeitet so, während Sie liegen. Das Knie wird auf 90 Grad angewinkelt. Der rechte Winkel zwischen Ober- und Unterschenkel muss bestehen, bevor das Kniegelenk gerichtet wird. Das Bein wird unter Druck auf die Kniescheibe (dicker Pfeil) und die obere Wade in Richtung Kniescheibe gestreckt und von oben auf der Unterlage abgelegt.

Wenn Ihr Knie betroffen war, sollten Sie die Selbsthilfeübung lernen, um sie im Bedarfsfall durchführen zu können. Sie müssen nicht über einen längeren Zeitraum und so intensiv üben wie bei der Hüfte, aber Sie sollten sich zu helfen wissen, wenn das Knie einmal schmerzt, besonders, wenn Sie einen der oben genannten Risikoberufe ausüben.

Abbildung 25

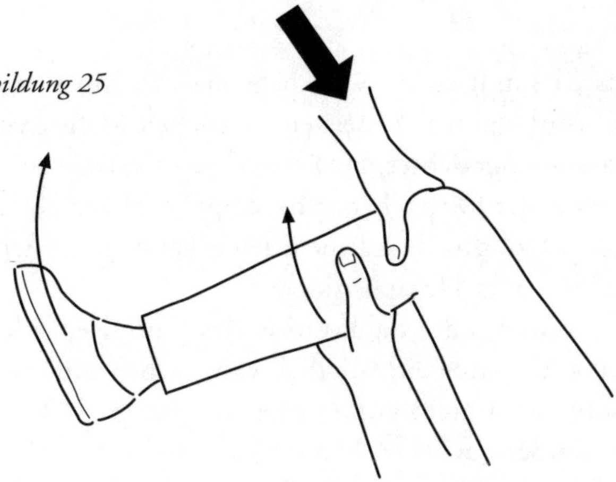

Das Einrichten der Hüftgelenke

In den allermeisten Fällen, in denen die Beine eine Längendifferenz aufweisen, liegt die Ursache im *Hüftgelenk*. Die Hüftpfanne ist ein relativ flacher Knochen, der den Oberschenkelkopf nicht ausreichend umschließt. Es ist also vornehmlich die Aufgabe der Bänder und Muskeln, diese beiden Knochen zusammenzuhalten. Doch Bänder und Muskeln können sich dehnen und sind ihrer Aufgabe dann nicht mehr ausreichend gewachsen. Wenn jemand regelmäßig ein Bein über das andere schlägt, kann es eigentlich nicht ausbleiben, dass sich die Bänder dehnen, wodurch das Hüftgelenk labil wird und der Gelenkspalt sich vergrößert. Auch wer zu langen Autofahrten in allzu bequemen Autositzen gezwungen ist oder viel Zeit in weichen Sesseln verbringt, ist in dieser Hinsicht gefährdet. An dieser Stelle sei auch der Lotos-Sitz erwähnt, der Meditationssitz, den man im Yoga einnehmen soll. An sich sind Yoga-Übungen sehr zu empfehlen, und wenn man sie richtig macht, kommt es dabei auch niemals zu Muskelkater, aber die Muskulatur der meisten westlichen Menschen ist nicht darauf eingerichtet, im Lotos-Sitz zu verharren. Die Gefahr, dass der Oberschenkelhalskopf in dieser Position verkantet, ist zu groß, und meditieren kann man auch in anderen Sitz- oder Liegepositionen.

Eine Luxation oder Subluxation des Hüftgelenks kann natürlich auch durch einen Unfall verursacht worden sein. Dabei sollte man nicht nur an dramatische, große Unfälle denken, sondern auch an kleinere, wie beispielsweise ein Umknicken, ein Hinfallen, eine ungewollte Grätsche beim Ausrutschen und so weiter. Oft weiß man gar nicht mehr, bei welcher Gelegenheit der Schaden entstanden ist, und es ist auch letztlich nicht wichtig. Wenn er allerdings durch schlechte Gewohnheiten verursacht wurde, sollte man sich bemühen, diese zu erkennen und abzustellen.

So helfen Sie sich selbst

Während der Therapeut Ihr Hüftgelenk einrichtet, können Sie mithelfen und gleichzeitig ihre Selbsthilfeübung lernen. Sie greifen auf der entsprechenden Seite mit der Hand hinten an Ihren Oberschenkel, und zwar dort, wo der Po aufhört. Der kleine Finger liegt also direkt unter dem Gesäß. Jetzt üben Sie einen ganz leichten und unverkrampften Gegenzug (dicker Pfeil) aus, während Sie das Bein gestreckt ablegen. Damit hebeln Sie den Oberschenkelkopf wieder in die Hüftpfanne.

Abbildung 26

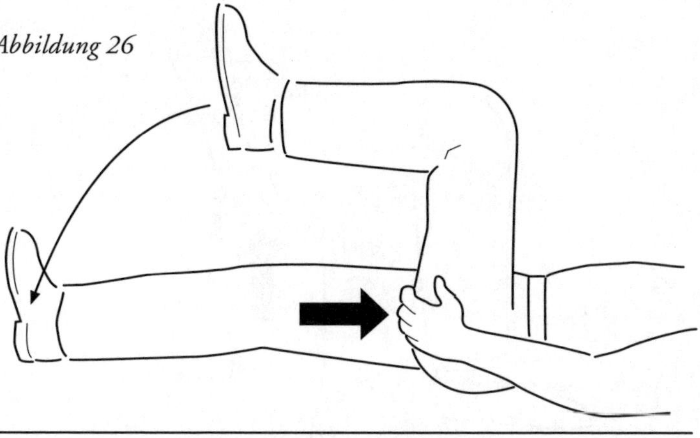

Das ist in der Regel alles. Und das ist auch Ihre Übung, die Sie sowohl im Liegen (Abb. 26) als auch im Stehen (Abb. 27) durchführen können. Mit der freien Hand halten Sie sich möglichst irgendwo fest, damit Sie nicht auch noch balancieren müssen. Dann heben Sie das betroffene Bein so weit an, dass zwischen Unterkörper und Oberschenkel ein rechter Winkel (90 Grad) entsteht. Erst jetzt legen Sie die Hand an die beschriebene Stelle und üben einen kleinen Gegendruck aus (Sie drücken den Oberschenkel sozusagen in Richtung Nase), während Sie das Bein mit einem angedeuteten Storchenschritt absetzen. Den Zug am Oberschenkel (dicker Pfeil) behalten Sie so lange bei, bis der angehobene Fuß wieder genau neben dem anderen steht.

Manchmal kann es notwendig sein, das Bein nach dem Anwinkeln schräg zu stellen, das Knie also ein wenig etwas nach außen zu drehen, bevor man das Bein unter leichtem Gegenzug wieder ablegt. Diese Variante könnte man ausprobieren, wenn das Bein sich nicht verkürzen will.

Abbildung 27

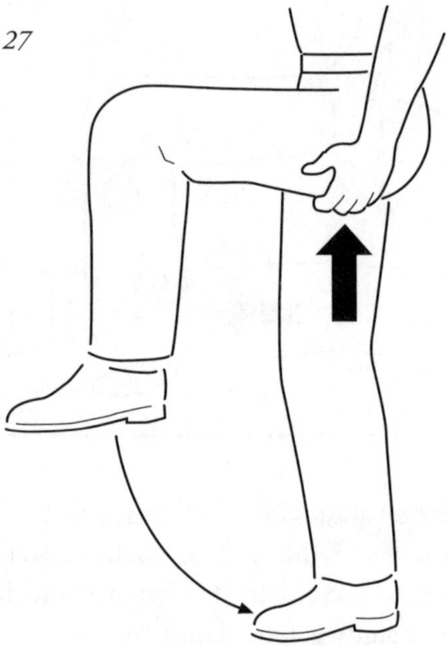

Ein erfahrener und entsprechend sensibler Therapeut hat hin und wieder, wenn auch selten, das Gefühl, dass mit dem Einrichten des Hüftgelenkes noch nicht alles erreicht ist. Das Bein ist vielleicht um einen oder anderthalb Zentimeter kürzer geworden, aber nach wie vor sind die Beine nicht gleich lang. Dann muss der Therapeut die Gelenke mit etwas mehr Druck in Richtung Hüfte und in kleinen, gleitenden Bewegungen ineinanderschieben. Es kann erforderlich sein, diesen Vorgang zwei- oder dreimal zu wiederholen. Doch wenn die Hüfte schließlich »sitzt«, reicht es aus, dass Sie als Patient die Selbsthilfeübung machen, und zwar jedes Mal, wenn Sie nach dem Sitzen oder Liegen wieder aufstehen. Später, wenn Ihnen die Übung in Fleisch und Blut übergegangen ist, machen Sie sie fast nebenbei.

Manche Patienten haben sich angewöhnt, diese Übung mit Hilfe eines Handtuchs zu machen, den Gegenzug am Oberschenkel also nicht mit der Hand auszuüben, sondern mit einer Handtuchschlinge. Dabei besteht die Gefahr, dass Sie schief ziehen, den 90 Grad-Winkel nicht genau beachten oder dass das Handtuch wegrollt, auch wenn Sie es noch so sorgfältig an der richtigen Stelle angelegt haben. Und dann fügen Sie sich eher Schaden zu.

Erfreulicherweise müssen Sie diese Übung nicht bis an Ihr Lebensende machen, sondern nur etwa eine bis drei Wochen lang. Voraussetzung ist allerdings, dass Sie sich nicht darauf beschränken, dreimal täglich zu üben, sondern viel, viel häufiger, nämlich nach jeder Richtungsänderung. Das heißt: Jedes Mal, wenn Sie aus dem Bett, aus einem Sessel oder vom Stuhl aufstehen und ganz besonders, wenn Sie aus dem Auto steigen, müssen Sie diesen Griff an den Oberschenkel tun.

In meinen (Gerda Flemmings) Seminaren ernte ich manchmal ungläubige Blicke, wenn ich sage, dass man diesen Griff auch anwenden soll, wenn man aus dem Auto gestiegen ist. Da könnten ja die Leute gucken. Also, erstens haben Sie beim Auto die Tür als Haltestütze und als Sichtschutz. Dahinter können Sie prima üben, sprich, das Bein heben. Und dann gebe ich zu bedenken, dass ohnehin kein Mensch guckt. Ich sage schon mal: Wenn auf dem Parkplatz eines großen Supermarkts ein Mensch tot umfällt, glauben Sie, dass da einer guckt? Und selbst wenn einer guckt: Ein bis drei Wochen intensiven Übens wird Ihnen die Aussicht, künftig keine Beschwerden mehr zu haben und ein künstliches Hüftgelenk zu vermeiden, doch wohl wert sein, oder?

Und bitte, glauben Sie nicht, dass wir uns hier eine besondere Schikane ausgedacht haben. Es ist wirklich äußerst wichtig, dass Sie die Hüftübung nach jeder Richtungsänderung machen, nach jedem Aufstehen aus dem Liegen und Sitzen und abends im Bett noch einmal im Liegen. Es kommen um die vierzig bis fünfzig oder auch mehr Übungen am Tag zusammen, wenn Sie es wirklich ernst meinen, und das ist auch notwendig, um eine Stabilisierung zu erreichen. Gerade im Stütz- und Bandapparat geht die Zellerneuerung besonders schnell vonstatten, das heißt, ständig werden neue Zellen gebildet, während die alten absterben und ausgeschieden werden. Das ist unser Glück, denn auf diese Art heilt sich der Körper selbst.

Vergrößerte Gelenkspalte haben zur Folge, dass sich die Bänder und Muskeln dehnen. Glücklicherweise handelt es sich dabei nicht um Gummibänder, die man nur noch wegwerfen kann, wenn sie einmal ausgeleiert sind. Die Sehnen und Muskeln in unserem Körper passen sich vielmehr gern und in sehr kurzer Zeit an die neue Situation an. Und diese neue Situation sollte dann natürlich die gesunde und erwünschte sein.

Stellen Sie sich vor, ein neuer Schüler kommt in eine Klasse und schaut sich um. Wenn er feststellt, dass die anderen Schüler alle etwas lernen wollen und daher bereit sind, dem Lehrer zuzuhören, wird auch er seinen Platz einnehmen und sich diesen Sitten anpassen. Sieht er allerdings, dass man hier machen kann, was man will, so wird er ebenfalls schnell über Tisch und Bänke gehen, selbst wenn er noch gut erzogen ist.

Genauso ist es mit den Zellen. Wenn Sie dafür sorgen, dass immer möglichst viele neue Zellen einen gesunden Zustand (das hinein geschobene Hüftgelenk mit dem elastischen Bandapparat) vorfinden, wird es diesen neuen Zellen um so leichter fallen, sich anzupassen. Wenn Sie beispielsweise bedenken, dass während Ihres Einkaufsbummels Tausende von neuen und gesunden Zellen in Ihrem Körper entstehen, kann es Ihnen doch eigentlich völlig gleichgültig sein, ob irgend jemand Ihren Griff an den Oberschenkel bemerkt. Schließlich geht es ja um Ihre Gesundheit. Nach einer Übungszeit von einer bis drei Wochen dürften Sie auf der sicheren Seite sein. Dann haben alle Zellen begriffen, wo es langgeht, und die Hüfte »hält«.

Zur *Vorbeugung* einer neuen Luxation können Sie später täglich folgende Übung machen: Sie winkeln die Oberschenkel im Liegen 90 Grad an. Der erforderliche rechte Winkel wird also zwischen dem Körper und den Oberschenkeln hergestellt. Nun üben Sie mit beiden Händen Druck (dicker Pfeil) auf den obersten Bereich der Oberschenkel aus. Gleichzeitig senken Sie die Beine ab und strecken sie. So rutschen die Hüften wieder fest in ihre Pfannen.

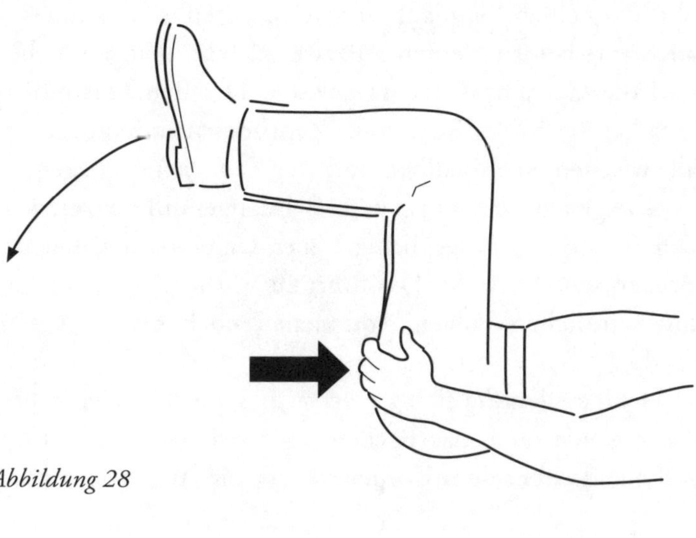

Abbildung 28

Sollte Ihnen die Übung mit beiden Beinen gleichzeitig zu anstrengend sein, erzielen Sie den gleichen Effekt, wenn Sie mit dem rechten und dem linken Bein nacheinander üben. Diese Übung kann das intensive Üben in der Zeit nach dem erstmaligen Richten der Hüftgelenke aber keinesfalls ersetzen.

Warum weiß ich nichts von meiner Beinlängendifferenz?

Viele Patienten fragen: »Warum weiß ich nicht, dass meine Beine nicht gleich lang sind? Drei Zentimeter Unterschied in den Beinlängen, da müsste ich doch humpeln.« Nicht unbedingt, denn die so genannten »normalen« Beinlängendifferenzen werden unbewusst ausgeglichen. Es gibt viele kleine Hinweise auf Beinlängendifferenzen: Der Rock muss immer auf der gleichen Seite gekürzt werden; nur ein Hosenbein ist stets zu lang; man kann nicht lange stehen, ohne von einem Bein aufs andere zu treten. Man kann sich auch mit beiden Beinen auf zwei gleiche Waagen stellen und die Gewichtsdifferenz ablesen. Die Beinlängendifferenz beträgt in der Regel zwei Zentimeter und kann überall zwischen einem halben und vier Zentimetern liegen.

Wie gesagt, die »normalen« Beinlängendifferenzen werden unbewusst ausgeglichen, aber leider wird dabei das Becken schief gestellt. Das führt zu Wirbelverschiebungen mit sämtlichen Folgen, von denen noch die Rede sein wird.

Doch stellen Sie sich zunächst dies vor: Die Beine sind nicht gleich lang, das Becken stellt sich schief, der Kopf soll gerade über dem Körper stehen, die Augen sind horizontal angelegt. Und dazwischen steht die Wirbelsäule, die den Schiefstand ausgleichen muss und dies auch tut, mit schlimmen Folgen für den Rücken – und nicht nur für den Rücken. Wie Sie noch sehen werden, können sämtliche Organe des Körpers davon betroffen sein.

Schmerzen bereitet eine Beinlängendifferenz zunächst nicht. Die entstehen nämlich erst, wenn sich als Folge der betreffenden Gelenkfehlstellung die Muskulatur verspannt beziehungsweise verkrampft. Solange die Muskulatur noch locker und relativ entspannt ist und die Fehlstellung noch keinen Abrieb der schützenden Knorpelschicht im Gelenk verursacht hat, werden auch noch keine Schmerzen angezeigt. Erst wenn der Schaden länger besteht, beginnen die Verkrampfung und der Schmerz. Vorübergehend helfen auch Dehnübungen gegen die Schmerzen oder Verkrampfungen. Doch die ursächliche Gelenkfehlstellung beheben sie leider nicht.

Tipps für Therapeuten

- Achten Sie beim Anheben der Beine darauf, dass der Patient die Knie durchgedrückt hält und ganz gerade auf der Liege liegt.

- Denken Sie daran, dass Sie zwischen den Füßen des Patienten hindurch dessen Nase sehen sollen. Damit ist gewährleistet, dass der Patient gerade liegt, und, was noch wichtiger ist, dass auch Sie richtig »in der Mitte« stehen. Arbeiten Sie niemals seitlich und knicken Sie nicht mit den Knien ein. Ihre eigene Haltung ist ganz wichtig.

- Manchmal »helfen« die Patienten. Mit etwas Erfahrung merken Sie, dass die Beine zu leicht erscheinen. In diesem Fall können Sie keine Aussage zur Beinlängendifferenz machen. Sie können sich helfen, indem Sie die Beine des Patienten etwas gegrätscht halten. Das empfiehlt sich auch dann, wenn Patienten sich sperren und versteifen. Wenn all das nichts hilft, können Sie das Messen auch an den Schluss der Behandlung stellen. Wenn es selbst dann nicht möglich ist, deutet alles darauf hin, dass der Patient unbewusst gar nicht behandelt werden möchte. Respektieren Sie das.

- Wenn Sie die Beine des Patienten etwa 60 Grad angehoben haben, dann geben Sie einen ganz leichten Druck auf das Becken, damit die Beckenschaufeln parallel gestellt werden. Ihre Daumen liegen auf dem Schuhabsatz, damit ein vielleicht locker sitzender Schuh das Bild nicht verfälscht. Nun können Sie dem Patienten zeigen, um wie viel das eine Bein länger ist als das andere. Wenn der Patient es selbst gesehen hat, wird er seine Übungen nicht so leicht vergessen.
  Wenn nur die Absätze, nicht aber die Schuhsohlen parallel stehen, so deutet das auf einen Beckenschiefstand hin. Ein wichtiger Hinweis!

- Auch wenn sich beim Anheben der Beine herausstellt, dass die Beine gleich lang sind, müssen Sie bei einem Bein alle drei Gelenke prüfen. Es kommt nämlich gar nicht selten vor, dass an beiden Beinen Gelenke gerichtet werden müssen.

- Es reicht keinesfalls aus, nur die Hüfte zu richten. Wir wissen zwar, dass das Sprunggelenk nur zu ein bis zwei Prozent für die Beinlängendifferenz verantwortlich ist und dass die davon verursachte Differenz höchstens einen Zentimeter beträgt. Wir wissen auch, dass nur acht bis zehn Prozent der Patienten Beschwerden am Kniegelenk haben, wobei auch hier die Differenz nur etwa einen Zentimeter ausmacht. Die Hüfte hingegen ist bei 85 bis 90 Prozent der Patienten betroffen, und die von einer Fehlstellung des Hüftgelenks verursachte Beinlängendifferenz kann bis zu vier Zentimetern betragen. Dennoch ist es immer Pflicht, sauber zu arbeiten und alle drei Gelenke eines Beines zu überprüfen und zu behandeln.
  Nach der Behandlung eines jeden Gelenks wird die Länge der Beine kontrolliert. Sie beginnen natürlich mit dem längeren Bein. Aber manchmal ist das andere Bein nach der Behandlung plötzlich länger. Das heißt, dass auch hier mindestens ein Gelenk gerichtet werden muss, manchmal auch mehrere. Also muss in einem solchen Fall auch das andere Bein sorgfältig von unten nach oben korrigiert werden. Denken Sie daran, dass schon eine geringe Fehlstellung im Sprunggelenk oder im Knie große Beschwerden verursachen kann.

- Nehmen Sie sich Zeit, die Selbsthilfeübungen vorzumachen, und lassen Sie sich die Übungen am Schluss der Behandlung noch einmal vom Patienten zeigen.

Das Einrichten der anderen Gelenke

Wie das Sprunggelenk, das Kniegelenk und das Hüftgelenk gerichtet werden, um die Beinlängen zu korrigieren, haben Sie gesehen. Bei diesen Gelenken war die Diagnose noch relativ leicht, weil man die Beinlängendifferenz messen kann und mit dem Einrichten erst aufhört, wenn beide Beine gleich lang sind.

Ob die Arme, Finger oder Daumen gleich lang sind, lässt sich jedoch meist nicht auf den ersten Blick erkennen. Hier ist ein Gleichklang auch nicht unbedingt erforderlich. Die Arme dürfen eigentlich unterschiedlich lang sein.

Und doch ... Hätten Sie gedacht, dass Ihre Schulterschmerzen oder das »Schulter-Nacken-Syndrom« etwas mit einem herausgerutschten Schultergelenk zu tun haben können? Und wer denkt beim Tennisarm, noch dazu bei jemandem, der gar nicht Tennis spielt, an einen vergrößerten Gelenkspalt im Ellbogen? Was haben Schmerzen und Arthrose im Kiefer mit dem Kiefergelenk zu tun? Oder wenn man nach einer Handarbeit oder nach langem Schreiben mit einem Kugelschreiber Schmerzen in einem oder mehreren Fingern hat?

Sie haben gehört, dass der Gelenkspalt bei sämtlichen Gelenken vergrößert sein kann. Dann müssen sich Bänder und Muskeln dehnen und können die Enden der beiden Knochen nicht mehr so beieinander halten, wie es nötig wäre. Dieser Zustand kann Schmerzen verursachen, gegen die Sie mit der Methode Dorn selbst etwas tun können.

Für das Einrichten aller Gelenke gibt es ein paar Regeln, die unbedingt beachtet werden müssen.

Zunächst wird das Gelenk ohne Druck in einen Winkel von 90 Grad (rechter Winkel) gebracht. Dann übt man Druck auf das Gelenk aus und stellt es unter diesem Druck wieder gerade. Das ist wirklich so einfach, wie es sich anhört. Und so wird es gemacht:

Nehmen wir an, Ihr zweites *Fingergelenk* schmerzt. Sie biegen es bis auf 90 Grad und fixieren das erste Fingergelenk mit Daumen und Zeigefinger. Nun drücken Sie die Fingerspitze in Richtung des schmerzenden Gelenks und stellen den Finger wieder gerade. Achten Sie darauf, dass sich zwischen dem schmerzenden Gelenk und den Fingern oder der Hand, die den Druck ausüben, kein weiteres Gelenk befindet, denn das könnte zur Instabilität führen.

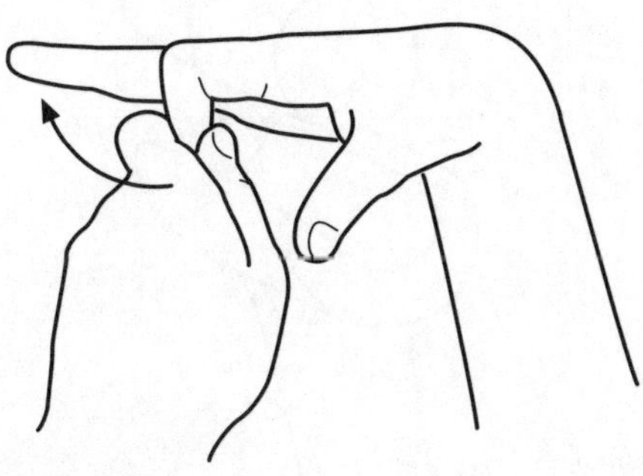

Abbildung 29

Auf diese Weise können sämtliche Finger und Zehengelenke eingerichtet werden. Bei den Zehen dürfte es schwierig bis unmöglich sein, einen rechten Winkel zu erreichen. Sie können jedoch mit der Hand ein wenig nachhelfen und den Zeh, so weit biegen, wie es ohne Schmerzen möglich ist. Dann verfahren Sie wie oben beschrieben.

Für das *Handgelenk* gilt das gleiche. Obwohl es ähnlich kompliziert aus diversen Knochen und Knöchelchen zusammengesetzt ist wie beispielsweise das Sprunggelenk, nehmen wir hier nur die Bewegung nach oben und unten wahr, so als handle es sich um ein Scharniergelenk.

Finger- und Zehengelenke, Kniegelenke und Ellbogen hingegen sind *Scharniergelenke* (Abb. 30). Bei diesen Gelenken machen der Knochenbau und starke Bänder eine Bewegung in die falsche Richtung unmöglich.

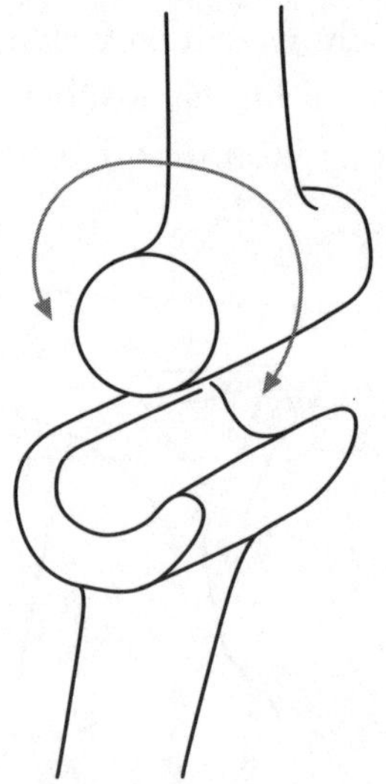

Abbildung 30

Um das Handgelenk einzurichten, umfassen Sie mit der anderen Hand alle Finger und biegen die Hand so weit nach unten, dass sie mit dem Unterarm einen rechten Winkel bildet. Indem die andere Hand einen leichtem Druck (dicker Pfeil) in Richtung des einzurichtenden Handgelenks ausübt, bringen Sie die Hand wieder in eine Gerade mit dem Unterarm.

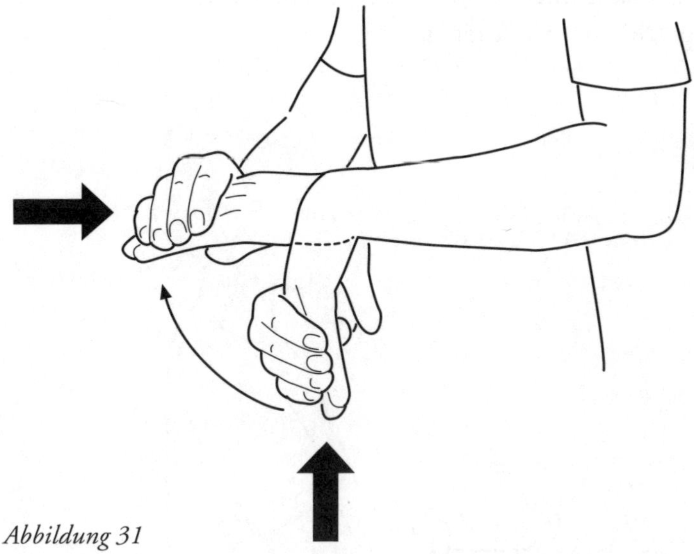

Abbildung 31

Auch das *Ellbogengelenk* können Sie sehr gut selbst einrichten (Abb. 32). Legen Sie den Oberarm vor den Körper oder an eine Wand (wegen des Gegendrucks, dicker Pfeil) und winkeln Sie den Unterarm an. Achten Sie dabei darauf, dass Sie in Ihre Handfläche schauen können (dass Elle und Speiche also nebeneinander liegen) und dass der Winkel zwischen Unterarm und Oberarm 90 Grad beträgt. Nun drücken Sie den Unterarm mit der anderen Hand in der Nähe des Ellbogens nach unten, bis der ganze Arm wieder in der Geraden hängt.

Wenn Sie diese Übung mit einem Partner machen, stellt dieser mit der einen Hand den rechten Winkel her und fixiert das Ellbogengelenk. Dann übt er mit der anderen Hand Druck auf das Ellbogengelenk aus und stellt den Arm unter diesem Druck wieder gerade. Auch hier muss die Handinnenfläche oben liegen, damit sich Elle und Speiche nicht verdrehen.

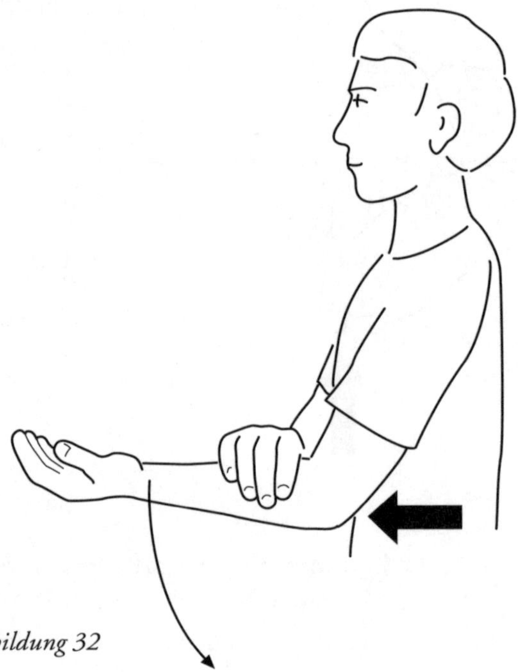

Abbildung 32

Beschwerden im Ellbogengelenk, die oft als »Tennisarm« bezeichnet werden, verschwinden meist schon wenige Minuten nach dem Einrichten des Ellbogengelenks. Sie können darauf warten.

Schmerzen aufgrund von Arthrosen, deren Ursache ein vergrößerter Gelenkspalt ist, kommen im *Daumengrundgelenk* häufiger vor als man denkt. Auch Sehnenscheidenentzündungen im Handgelenk und ein schmerzhafter oder gefühlloser Daumen resultieren oft aus einer Fehlstellung dieses Gelenkes.

Das Daumengrundgelenk ist wie das Grundgelenk des großen Zehs ein *Sattelgelenk* und daher beweglich genug, um kreisen zu können (Abb. 33).

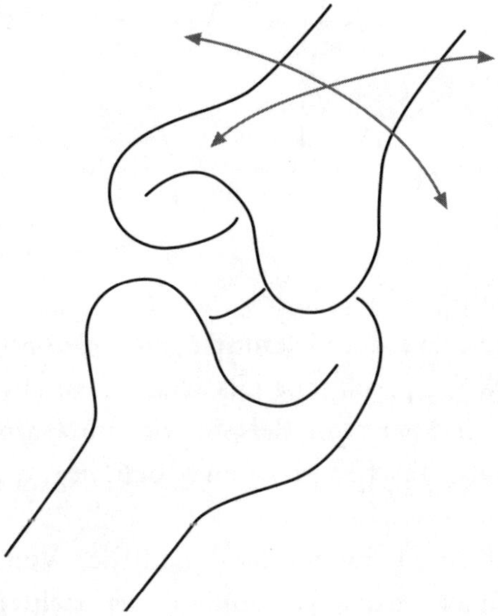

Abbildung 33

Wenn das Daumengrundgelenk schmerzt, überprüfen und korrigieren Sie zunächst die ersten beiden Daumengelenke, wie oben beim *Fingergelenk* beschrieben. Dann schmiegen Sie den Daumen in die Handinnenfläche, fixieren das zweite Daumengelenk mit der anderen Hand und bewegen den Daumen unter Druck (dicker Pfeil) auf das (Hand)Gelenk wieder nach außen in die Normalstellung.

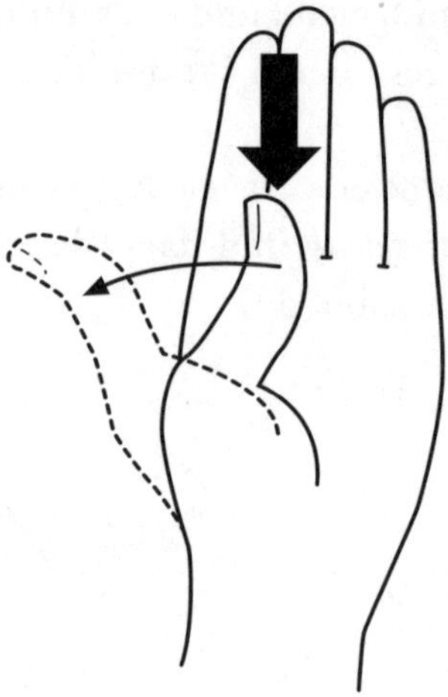

Abbildung 34

Verspannungen im Schulter-Nacken-Bereich kommen oftmals daher, dass der Gelenkspalt im *Schultergelenk* vergrößert ist. Wenn psychische Ursachen ausgeschlossen werden können, Sie aber zum Beispiel viel im Garten gearbeitet oder schwere Taschen getragen haben, liegt dieser Verdacht nahe.

Ein Dorn-Therapeut wird natürlich zunächst klären, ob die Beschwerden von einem verrutschten Halswirbel verursacht wurden. Wenn das nicht der Fall ist, wird das Schultergelenk gerichtet. Der rechte Winkel ist in diesem Fall unter dem Oberarm zu messen. Das heißt, die Schulter und der Oberarm müssen eine Gerade bilden. Nun wird der Arm mit Druck auf die Schulter vom Ellbogen her nach unten bewegt. Es empfiehlt sich, diese Bewegung zweimal zu machen: Einmal wird der Arm in seiner

Ausgangsposition ein wenig nach vorn, das andere Mal ein wenig nach hinten gehalten. Damit ist man auf der sicheren Seite, denn das Schultergelenk ist ein *Kugelgelenk* (Abb. 35).

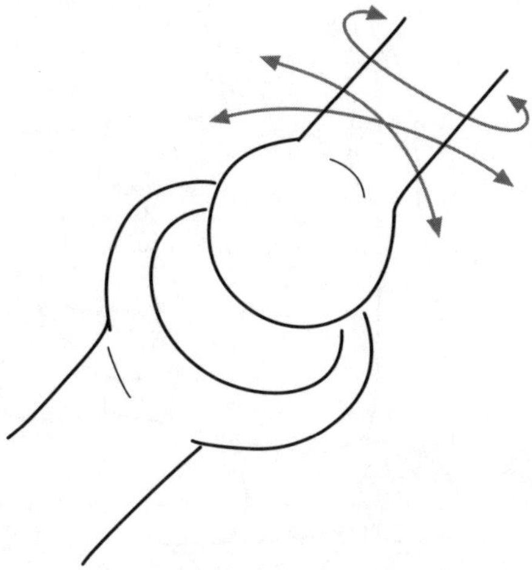

Abbildung 35

Beim Kugelgelenk sitzt der Gelenkkopf in der Pfanne. Dies ermöglicht Bewegungen in alle Richtungen. Schulter- und Hüftgelenke sind Kugelgelenke. Die Hüftgelenken liegen jedoch in wesentlich flacheren Gelenkpfannen. Das erklärt, warum Schäden durch vergrößerte Gelenkspalten an der Hüfte relativ häufig zu beobachten sind.

Die Selbsthilfeübung für das Schultergelenk ist einfach. Der Arm soll unter Druck auf das Schultergelenk und am Ellbogen fixiert nach unten geführt werden. Sie stellen sich also mit dem Rücken an eine Wand und strecken einen Arm gerade nach vorn aus. Dann winkeln Sie den Unterarm so an, dass Sie in die Handfläche schauen können (Elle und Speiche liegen nebeneinander). Nun fassen Sie mit der anderen Hand am Ellbogen an, üben Druck (dicker Pfeil) in Richtung Schultergelenk aus und bewegen den Arm wieder nach unten in die Gerade.

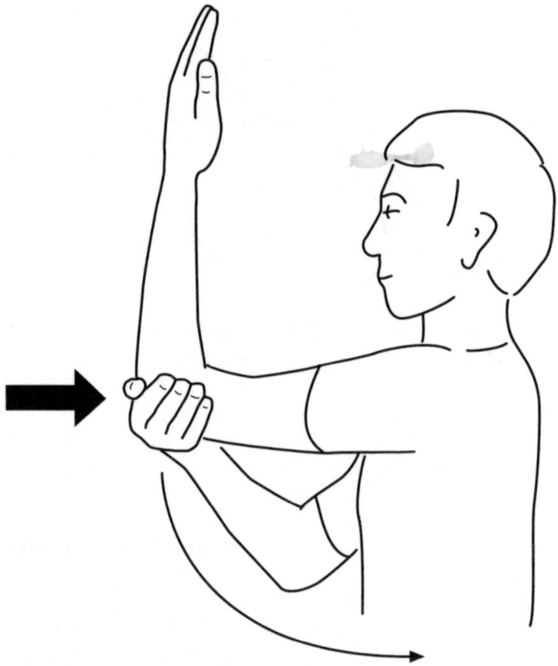

Abbildung 36

Auch im *Kiefergelenk* können Sie Arthrose und Schmerzen bekommen, wenn es nicht ordentlich »sitzt«. Glücklicherweise kommt dies selten vor, vielleicht auch deshalb, weil der Oberkiefer als Teil des Schädels nach unten hin nicht beweglich ist. Kaubewegungen, Gähnen, Sprechen, Lachen und Mimik – all das fällt in den Aufgabenbereich des Unterkiefers.

Zum Richten des Kiefergelenks öffnen Sie den Mund. Dann erspüren Sie mit den Daumen oder Fingerspitzen das Gelenk. Am besten geht das, wenn Sie den Mund mehrmals öffnen und wieder schließen und die Finger neben die Ohren legen. Dann üben Sie mit der Handinnenseite Druck auf den Unterkieferwinkel aus und schließen den Mund unter diesem Druck. Wenn Sie ganz genau wissen wollen, wie das Kiefergelenk aufgebaut ist, sollten Sie einen guten Anatomie-Atlas zu Rate ziehen.

Manchmal kommt es vor, dass eines der *Schlüsselbeine* gerichtet werden muss, weil es weiter vorsteht als das andere. Dazu muss man wissen, dass das Schlüsselbein durch ein *flaches Gelenk* mit dem Brustbein verbunden ist.

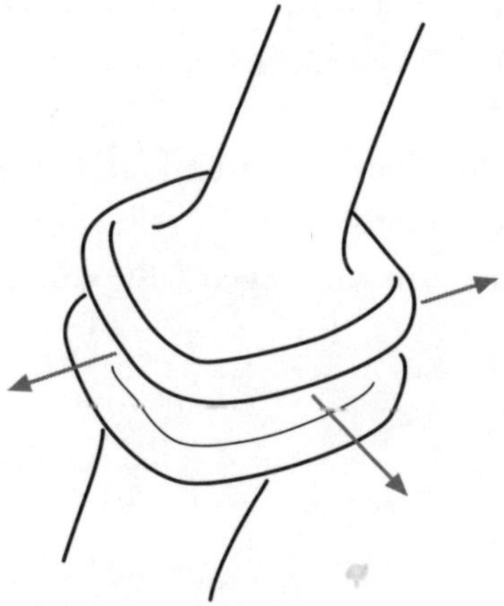

Abbildung 37

Dieses Gelenk kann eigentlich nur zur Seite verrutschen. Wichtig ist, dass der Therapeut für eine elastische Muskulatur sorgt, bevor er vorsichtig mit dem Druck ansetzen und mit der anderen Hand auf dem Rücken des Patienten

Gegendruck ausübt. Wenn beispielsweise das linke Schlüsselbein vorsteht, steht in der Regel auch das rechte Schulterblatt vor. Der Gegendruck wird also auf das rechte Schulterblatt ausgeübt. Dabei sollte der Patient mit beiden Armen aus der Schulter heraus gegenläufig pendeln. Als Selbsthilfeübung kann der Patient die zu Abbildung 15 beschriebene Übung im Türrahmen machen.

Tipps für Therapeuten

- Zeigen Sie dem Patienten die Selbsthilfeübungen für die Gelenke.

- Für alle Gelenke gilt: Das Gelenk wird zunächst auf 90 Grad abgewinkelt. Dann wird es unter Druck wieder in die Gerade gebracht.

- Machen Sie dem Patienten klar, dass sich dauerhafter Erfolg nur für den einstellt, der die Selbsthilfeübungen kennt und regelmäßig durchführt.

Die Halswirbelsäule

Gehören Sie zur Mehrheit der Menschen, die als Rechtshänder bezeichnet werden, weil sie für Arbeiten und Bewegungen bevorzugt die rechte Körperseite einsetzen? Oder sind Sie Linkshänder wie nur fünf Prozent aller Menschen in unserem Lande? Zum Glück weiß man heute mehr über den Zusammenhang zwischen rechter und linker Gehirnhälfte und die daraus resultierende Bevorzugung der einen oder anderen Körperseite. Man versucht nicht mehr, Kinder mit Nachdruck oder auch mit aller Gewalt umzuerziehen, damit sie das »schöne Händchen« geben, mit der rechten Hand schreiben und so weiter.

Nun fragen Sie sich wahrscheinlich, was das mit der Halswirbelsäule zu tun hat. Sehr viel, denn jede einseitige Körperhaltung oder Belastung kann Probleme machen. Es ist völlig gleichgültig, ob man Rechts- oder Linkshänder ist: Indem Sie sich *extrem* einseitig verhalten, schaden Sie sich. Die Muskulatur eines extremen Rechtshänders wird auf der rechten Seite des Oberkörpers viel stärker angespannt als auf der linken. Sie sollten also, wo immer es möglich ist, auch die andere Hand benutzen, damit dieses »Angespanntsein« nicht zum »Verspanntsein« führt. Verspannte Muskeln verhalten sich nämlich nicht so, wie es von der Natur vorgesehen ist. Muskeln sollen elastisch sein und im Zusammenspiel mit den Sehnen und Bändern den Knochen bewegen, für den sie zuständig sind. Wenn sie jedoch verspannt sind, neigen sie dazu, sich zu verkrampfen und damit zum Beispiel Wirbel aus dem Gleichgewicht beziehungsweise zum Verrutschen zu bringen.

Es muss also durchaus nicht immer der dramatische Unfall mit Schleudertrauma sein, der zu Schmerzen an der Halswirbelsäule führt. Auch langjährige falsche Gewohnheit kann das bewirken. Das Gute an einer falschen Gewohnheit ist jedoch, dass man sie ablegen kann, sobald sie einem bewusst geworden ist.

Schauen Sie sich in Ihrem Wohnzimmer um: Steht der Fernsehsessel so, dass Sie wirklich ganz gerade vor dem Bildschirm sitzen, ohne auch nur ein wenig nach rechts oder links schauen zu müssen? Mal ganz ehrlich, häufig sitzt man doch stundenlang vor dem Kasten. Es lohnt sich also, gerade hier Abhilfe zu schaffen. Dafür gibt es zum Glück mehrere Möglichkeiten: Sie können den Fernseher auf ein Untergestell mit Rollen stellen und zur Fernsehzeit in die richtige Position bringen. Sie können natürlich auch Ihren Fernsehsessel so hinstellen, dass die Richtung stimmt. Wenn beides nicht möglich ist, können Sie zum Beispiel jeden Abend oder alle zwei Stunden Ihre Sitzposition im Zimmer ändern. Setzen Sie sich auf dem Sofa von der linken auf die rechte Seite oder tauschen Sie mit Ihrem Partner etwa in diesen Rhythmus den Platz.

Oft haben kleine Veränderungen eine große Wirkung. Früher habe ich (Gerda Flemming) meine Handtasche bevorzugt an einem langen Schulterriemen auf der linken Seite getragen. Nichts, auch nicht das angeraute Lederstück, das ein Verrutschen des Trageriemens verhindern soll, hilft gegen die Tendenz fast aller Frauen, unbewusst die entsprechende Schulter hochzuziehen, um die Tasche an ihrem Platz zu halten. Auch wenn es nur Millimeter sind, diese gewohnheitsmäßig ungleiche Körperhaltung schadet auf die Dauer. Wenn Sie auch zu denen gehören, die gern Schultertaschen tragen, können Sie sich helfen, indem Sie den Gurt über den Kopf ziehen und diagonal über dem Oberkörper tragen. Damit sind Sie sogar um einiges sicherer vor Diebstahl geschützt.

Wenn Sie viel am Computer arbeiten, sollten Sie prüfen, ob der Monitor wirklich genau in Ihrer Blickrichtung aufgestellt ist. Dulden Sie keine Abweichung, auch nicht von wenigen Zentimetern, sondern stellen Sie ihn genau in der Mitte auf.

Bei den hier angesprochenen Dingen handelt es sich um Fehler, die sich direkt auf die Halswirbelsäule auswirken. Aber natürlich betreffen auch sämtliche Schäden am Stütz- und Bewegungsapparat irgendwann die Halswirbelsäule. Wir haben zum Beispiel beobachtet, dass ungleich lange Beine früher oder später zu Verspannungen und Blockaden bis hinauf in die Halswirbelsäule führen. Welche Folgen das haben kann, wollen wir jetzt so ausführlich wie möglich darstellen, und zwar Wirbel für Wirbel, obwohl auch hier die Übergänge fließend sind.

Zunächst sei angemerkt, dass der Bauplan der einzelnen Halswirbel zum Teil erheblich von dem der übrigen Wirbel abweicht. Dass die Halswirbel die kleinsten Wirbel sind, ist verständlich, weil sie ja nicht den gesamten Körper zu tragen haben, sondern nur den Kopf. Die Größe und damit die Stärke der einzelnen Wirbel nimmt nach unten hin zu, weshalb die kräftigsten Wirbel zur Lendenwirbelsäule gehören.

Der Analogieschluss wäre dann eigentlich, dass der geringste und damit schwächste Wirbel der 1. Halswirbel ist, der *Atlas*.

Das mag in Bezug auf die Knochenmasse in der Vertikalen zutreffen, wird allerdings dadurch ausgeglichen, dass der Atlas wesentlich längere und verhältnismäßig breit ausladenden Querfortsätze hat, mit denen er besonders gut im Muskelgewebe verankert ist. Dafür fehlt ihm der Dornfortsatz.

Bei *Kopfschmerzen, Schwindel, Schlaflosigkeit* und *Ohrgeräuschen* sollte der Atlas geprüft werden. Für *Ohrgeräusche (Tinnitus)* können allerdings sämtliche Halswirbel verantwortlich sein.

Die Ursachen für eine Verschiebung des ersten Halswirbels können durchaus regional verschieden sein. Während es in ländlichen Gebieten eher vorkommt, dass sich ein Patient körperlich »übernommen« hat, weil er sein Arbeitsgerät (Schaufel, Rechen, Besen und so weiter) immer mit der gleichen Hand und zur gleichen Seite eingesetzt hat, sind in den Städten mehr die »Schreibtischtäter« betroffen, die Computer-Bildschirme falsch platziert oder die Höhe ihres Schreibtischs und Stuhls nicht richtig eingestellt haben. Kopfschmerzen, die oft als »Migräne« bezeichnet werden, Schwindel und ähnliche Symptome verschwinden häufig, nachdem der Atlas wieder in die richtige Position geschoben wurde.

Mein (Gerda Flemmings) erstes Erlebnis mit einem Kopfschmerz-Patienten hatte ich am Niederrhein. Dort wohnten wir seinerzeit, als mein Mann mich ganz dringend bat, seinem Computerfachmann zu helfen. Dieser habe enorme Kopfschmerzen und sei nicht einmal mehr in der Lage, die Kunden in seinem Laden zu bedienen. Er habe bereits sieben Aspirin geschluckt – ohne Erfolg – und erwöge nun, den Notarzt zu rufen. Ich erklärte mich bereit, mir den Leidenden anzusehen. Der Mann sah zum Erbarmen aus: Seine Augen waren ganz glasig, die Haut blass und verschwitzt. Ich fragte ihn, ob ich ihm helfen solle. Ein Stöhnen war die Antwort. Also tastete ich seine Halswirbelsäule ab und fand den Übeltäter: den verrutschten ersten Halswirbel, der schon bei der leisesten Berührung schmerzte. Mit Einverständnis des Patienten schob ich den Wirbel rasch wieder in die richtige Position. Nun konnte man zusehen, wie sich der Mann veränderte. Der Schmerz verschwand, die Augen wurden wieder klar und die Haut war rasch wieder normal durchblutet. Nun wartete ich natürlich auf ein Wort des Dankes oder der Anerkennung oder auch nur auf die Frage: »Wie haben Sie das denn gemacht?« Stattdessen bekam ich zu hören: »Da kann man mal sehen. Hat das achte (!) Aspirin also doch geholfen.«

Jeder, der sich mit der Methode Dorn beschäftigt, wird ähnliche Geschichten erzählen können. Warum? Nun, es ist eben alles so einfach, das man es kaum für möglich hält.

Da die Selbsthilfeübungen für den ersten Halswirbel mit denen für die übrigen Halswirbel identisch sind, beschreiben wir sie am Ende dieses Kapitels.

Der *1. Halswirbel (Atlas)* ist mit dem *2. Halswirbel (Axis)* durch ein Zapfengelenk verbunden (Abb. 38). Ein Zapfen

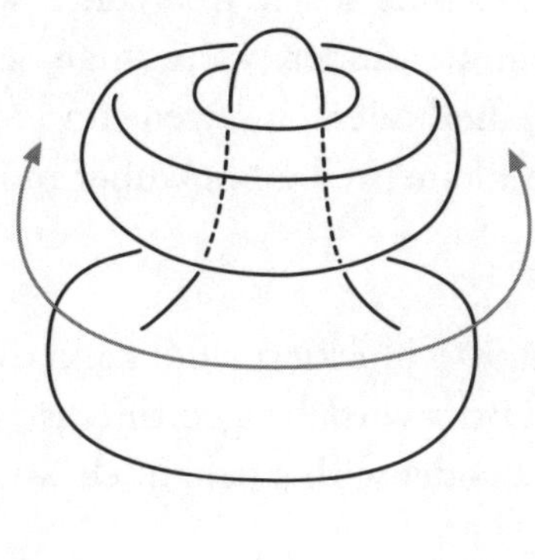

Abbildung 38

(des Axis) dreht sich in einem Ring, der von den bogenförmig angeordneten Knochen des Atlas gebildet wird. Mit diesem Gelenk ist eine halbe Drehbewegung möglich. Zwischen Atlas und Axis liegt keine Bandscheibe.

Wir stellen immer wieder fest, dass ein verrutschter Atlas *Kopfschmerzen* oder *Migräne* verursachen kann. *Zu niedriger* oder *zu hoher Blutdruck*, *Gedächtnisschwäche* und *chronische Müdigkeit* oder *Schlaflosigkeit* können hier ebenso ihre Ursache haben wie *Schwindel* oder auch *halbseitige Lähmungen*, die auf die ungleichmäßige Durchblutung der beiden Gehirnhälften zurückgehen.

Gewiss kann es für diese Beschwerden auch andere Gründe geben, zum Beispiel Ärger und Stress, einen übersäuerten Körper oder zu dickflüssiges Blut. Auch Organschwächen müssen nicht von der Wirbelsäule kommen, aber es ist immerhin möglich. Auch nach Auffassung der traditionellen chinesischen Medizin (TCM) gibt es einen Zusammenhang zwischen gestörten Organen und blockierten Wirbeln.

Daher halten wir es für durchaus sinnvoll, bei körperlichen Beschwerden zunächst unkomplizierte und preiswerte Untersuchungen durchzuführen, und dazu gehört zweifellos die Kontrolle der Wirbelsäule. Wenn man hier keine Anhaltspunkte findet, kann man ja immer noch andere Diagnosemethoden einsetzen. Im Folgenden geben wir Ihnen einen kleinen Überblick über mögliche Zusammenhänge.

Wenn *alle Halswirbel* blockiert sind, kann die *Galle* gestört sein, die dem 4. Brustwirbel zugeordnet ist, oder die *Blase*, die über den 3. Lendenwirbel behandelt werden kann.

In der traditionellen chinesischen Medizin gibt es ein so genanntes Dreiersystem, in dem jeweils drei Organe miteinander in Verbindung stehen. Demnach besteht zum Beispiel ein Zusammenhang zwischen den Ohren, den Nieren und der Blase. Daher empfiehlt es sich bei *Ohrgeräuschen*, außer dem dritten und vierten Halswirbel auch die Nierenwirbel (zehnter und elfter Brustwirbel) und den Blasenwirbel (dritter Lendenwirbel) zu kontrollieren.

Der *2.Halswirbel (Axis),* hat vorwiegend mit dem Sehnerv zu tun. Eine Korrektur dieses Wirbels wirkt sich zwar nicht auf die gängige Kurz- oder Weitsichtigkeit aus, wohl aber auf die so genannte *Altersweitsichtigkeit.* Diese Sehschwäche, bei der das Lesen mit zunehmendem Alter immer schwerer fällt, konnte durch Korrektur des zweiten Halswirbels häufig zwar nicht völlig rückgängig gemacht, aber doch hinausgeschoben oder wenigstens gebessert werden. Auch wenn ein Auge schlechter wird als das andere, wenn die Augen tränen, wenn sie gerötet oder entzündet sind und wenn man sich häufig zum Zwinkern genötigt sieht, weil man ein Fremdkörpergefühl im Auge verspürt, verspricht die Korrektur des zweiten Halswirbels gute Erfolgschancen. Auch *Nebenhöhlenbeschwerden* und *Sprachstörungen* können dadurch verschwinden.

Ich (Dieter Dorn) wurde einmal vom Arzt eines Sanatoriums zu einer Frau mit Zungenlähmung gerufen. Nachdem ich den zweiten Halswirbel gerichtet hatte, war das Leiden behoben, und die Frau konnte wieder normal sprechen.

Der *3. Halswirbel* ist nach Cerney für *Zähne* und *Ohren* verantwortlich. Hier tritt der Zentralnerv aus, der in erster

Linie für die Versorgung und Durchblutung der Zähne verantwortlich ist. Das erklärt den Zusammenhang zwischen diesem Wirbel und schlechten Zähnen sowie einer Anfälligkeit für Karies. Wie oft hört man, dass manche Menschen sich wirklich gewissenhaft die Zähne putzen und trotzdem Karies bekommen, während andere sich kaum um die Pflege ihrer Zähne kümmern und dennoch bis ins Alter keinen Zahnarzt brauchen. Viele sehen darin die Ungerechtigkeit der Welt, andere machen die genetische Veranlagung dafür verantwortlich. Dabei könnte ein rechtzeitiger Griff an die Halswirbelsäule oft allen Schaden abwenden.

Auch *Pickel* und *Akne* können verschwinden, nachdem der dritte Halswirbel gerichtet wurde.

Die Übergänge sind besonders an der Halswirbelsäule fließend. Bei mir (Gerda Flemming) hat der *4. Halswirbel* Ohrenschmerzen verursacht, die mich tagsüber quälten und nachts nicht schlafen ließen. Ich glaubte an eine Mittelohrentzündung, die ja auch äußerst schmerzhaft sein soll. Also suchte ich einen Hals-Nasen-Ohrenarzt auf und ließ mich untersuchen. Ausgelöst worden war der Schmerz durch einen Pilz auf dem Trommelfell. Antimykotika (Mittel gegen Pilze) halfen nur vorübergehend, dann war der Schmerz wieder da. Der Arzt kannte den Zusammenhang zwischen der Halswirbelsäule und Beschwerden an den Ohren. Daher stellte er mir nach gutem Zureden seinen Daumen zur Verfügung und hielt ihn an den verrutschten Wirbel, während ich die Korrektur mit der erforderlichen Nein-Bewegung des Kopfes bewerkstelligte. Danach waren die Schmerzen in wenigen Stunden vorbei, und zwar ohne jedes Medikament. Derselbe Wirbel war einige Jahre später wieder verschoben und hat dieselben Beschwerden ausgelöst. Doch diesmal wusste ich Bescheid und habe ihn selbst gerichtet.

Auch *Dauerschnupfen* oder *häufiger Katarrh, Polypen* und *Verlust des Gehörs* oder *verkrampfte und oft aufgeplatzte Lippen* können auf einen schief stehenden 3. oder 4. Halswirbel hindeuten.

Heutzutage haben viele Menschen *Tinnitus*. Das sind Ohrgeräusche, die als Pfeifen, Brummen oder Rattern beschrieben werden. Wer unter Tinnitus leidet, wird oft Tag und Nacht von diesen Geräuschen gequält, und nicht selten führt die Erkrankung in tiefste Depressionen. Es ist bisher zwar selten gelungen, Ohrgeräusche mit nur einer Behandlung ganz zu beseitigen, aber dennoch sollte man auch bei Tinnitus die Halswirbelsäule untersuchen. Eine Linderung, die darin besteht, dass sich das Geräusch von einem hohen, schrillen Pfeifen in ein tieferes, nicht ganz so quälendes Brummen verwandelt, wird von den Patienten bereits als Segen bezeichnet und stellt sich manchmal schon nach einer einzigen Behandlung ein.

Für die *Entstehung eines Tinnitus* werden etwa achthundert Ursachen diskutiert. Entsprechend vielfältig sind die Ansätze zur Behandlung dieser Erkrankung. Da ist einmal der große Bereich der exogenen Störungen. Das sind von außen kommende Störungen, denen man sich oft gar nicht entziehen kann, zum Beispiel Nebenwirkungen von Medikamenten, laute Musik, Arbeitslärm; Lärm, der von Autos, Maschinen oder Menschenansammlungen ausgeht; Frequenzen von Radios, Funktelefonen, elektrischen Geräten, Computern; Stromleitungen, besonders Hochspannungsleitungen, und Nachtspeicheröfen; elektromagnetische Frequenzen von Apparaturen sowie geopathogene Belastungen (Störfelder, auf denen Sie unter Umständen schlafen).

Zu den körpereigenen Ursachen für Tinnitus gehören Mittelohrbeschwerden, Muskelverspannungen, Zahnbeschwerden, Veränderungen an den Gefäßen oder auch Blutbildveränderungen, Infektionen und Entzündungen. Tinnitus kann zum Beispiel auch als Begleitsymptom anderer Stoffwechselerkrankungen sowie von Herz-, Nieren- und Schilddrüsenstörungen auftreten.

Der Tinnitus kann auch psychosomatische Ursachen haben und durch Stress entstanden sein, zum Beispiel durch eine Veränderung der gewohnten Lebenssituation.

Es ist aber auch möglich, dass ein orthopädisches Problem vorliegt, etwa eine starke Muskelverspannung oder ein Schaden an der Halswirbelsäule. Dann kann der *2., der 3. oder der 4. Halswirbel* die Beschwerden ausgelöst haben.

Lang andauernde Heiserkeit, Halsschmerzen, chronische Erkältung und *Kehlkopfentzündungen* weisen auf eine Blockade des *5. Halswirbels* hin. *Mandelentzündungen* klingen oft nach der Behandlung des *6. Halswirbels* ab, genau wie *Schmerzen im Arm,* die aber auch vom 7. Halswirbel oder vom 1. bis 3. Brustwirbel kommen können.

Wenn ein Therapeut Ihren *6. Halswirbel* untersucht und richtet, ist er ganz besonders auf Ihr Körpergefühl und Ihre Beobachtungsgabe angewiesen, denn dieser Wirbel ist von starken Muskeln überlagert. Es kommt also darauf an, dass Sie etwas spüren, wenn der Therapeut diesen Bereich der Halswirbelsäule abtastet. Geben Sie sofort Bescheid, wenn dies der Fall ist. Es muss übrigens kein starker Schmerz sein. Meistens spüren Patienten lediglich einen »Unterschied« auf der rechten oder linken Seite. Das ist dann ein wichtiger und meist auch der einzige Hinweis darauf, dass eine Fehlstellung vorliegt, die gerichtet werden sollte.

Der *7. Halswirbel* ist am leichtesten vom fünften und sechsten Halswirbel aus zu ertasten, also von oben nach unten. Der *7. Halswirbel* und der *1. Brustwirbel* sind oft gegeneinander verschoben. Dieser Bereich ist ganz eng mit der *Schilddrüse* verbunden. Näheres erfahren Sie im nächsten Abschnitt zum ersten Brustwirbel. Auch beim *Tennis-Ellbogen*, bei einer *Schleimbeutelentzündung in der Schulter* und wenn sich die Finger nicht mehr gerade stellen lassen, sollte man daran denken, den siebten Halswirbel richten zu lassen.

Auch wenn Ihnen *Depressionen und Ängste* »im Nacken sitzen«, sollten Sie daran denken, den *7. Halswirbel* untersuchen zu lassen. Er sitzt am Übergang von der Halswirbelsäule zur Brustwirbelsäule. An den Übergängen treten besonders viele Nerven gebündelt aus, und das kann zu vielfältigen Beschwerden führen. Die Ursache für diese Beschwerden liegen entweder in einer Fehlstellung der Wirbel oder auch »nur« in einem zu festen Bindegewebe oder verhärteten Muskeln, die ihre Aufgabe nicht oder nur noch unzureichend erfüllen. Mehr über diesen Bereich der Wirbelsäule erfahren Sie im nächsten Kapitel.

Tasten Sie mit den Fingern beider Hände Ihre Halswirbelsäule gleichmäßig von unten nach oben oder von oben nach unten ab (die Richtung spielt keine Rolle). Machen Sie dabei ganz leichte und kurze »Nein«-Bewegungen mit dem Kopf. Indem Sie diese Übung regelmäßig durchführen, sorgen Sie dafür, dass Ihre Muskeln entspannter und elastischer werden. Wenn Sie dabei eine Unregelmäßigkeit entdecken, drücken Sie vorsichtig auf den vorstehenden – und etwas schmerzenden – Querfortsatz des betreffenden Wirbels. Natürlich müssen Sie dabei den Kopf weiterbewegen, denn die Muskelbewegung soll Ihnen beim Einrichten des Wirbels helfen. Machen Sie diese Übung aber nur so lange, wie Sie sie als wohltuend empfinden.

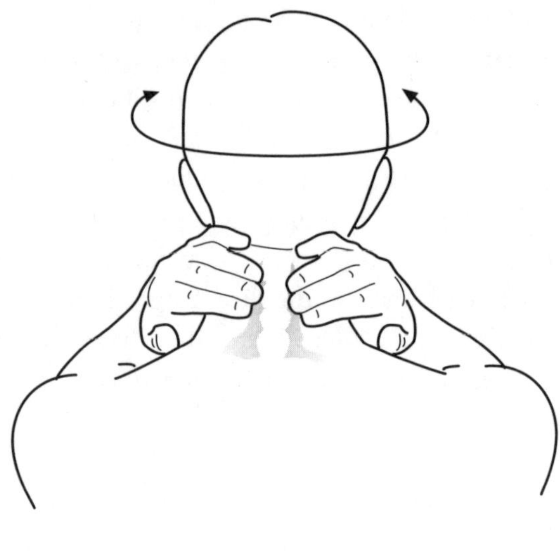

Abbildung 39

Mit dieser Übung können Sie Muskelverspannungen und damit einhergehenden Verhärtungen vorbeugen. In der Regel genügt es, sie einmal täglich zu machen. Ihre Halswirbel werden nicht so leicht wieder verrutschen, wenn die sie haltenden und bewegenden Muskeln elastisch sind.

Nach einer Behandlung der Halswirbelsäule ist es sinnvoll, etwas zu tun, damit die repositionierten Wirbel in der neuen Position bleiben. Nehmen wir einmal an, der vierte Halswirbel sei nach rechts verschoben gewesen. Sie führen nun die linke Hand hinter dem Kopf herum und legen die Finger wie zuvor beschrieben auf. Vermutlich wird der Mittelfinger auf der Stelle aufliegen, die von der Behandlung noch ein wenig schmerzt. Nun drücken Sie vorsichtig auf die Querfortsätze, wobei Sie den Kopf, wie oben beschrieben, in kleinste Drehbewegungen versetzen.

Mit dieser Übung, die natürlich auch mit der rechten Hand ausgeführt werden kann, unterstützen Sie die Behandlung und sichern ihren Erfolg. Auch hier sollte der Druck stets als angenehm empfunden werden.

Schief stehende Halswirbel bereiten in der Regel keine Schmerzen. Unangenehm und schmerzhaft sind eher die Auswirkungen, zum Beispiel Migräne-Anfälle. Es kann aber geschehen, dass ein soeben gerichteter Halswirbel schon ein paar Tage später wieder verrutscht. Das spüren Sie dann an einem Schmerz, der besonders dann auftritt, wenn Sie bei Ihrer Selbsthilfeübung den entsprechenden Wirbel berühren. In diesem Fall empfiehlt sich eine möglichst rasche Selbstbehandlung oder Nachbehandlung, um den Erfolg dauerhaft zu sichern.

Und vergessen Sie Ihre Selbsthilfeübungen nicht!

Tipp für Therapeuten

- Besonders im Bereich der Halswirbelsäule haben unsere Erfahrungen und neuen Erkenntnisse zu entscheidenden Verbesserungen geführt. Anfangs haben wir als Therapeuten die notwendige Muskelbewegung beim Patienten dadurch initiiert, dass wir seinen Kopf mit unserer freien Hand in eine »Nein-Bewegung« brachten. Selbstverständlich haben wir dabei auch einen eventuell vorhandenen Widerstand des Patienten bemerkt und respektiert.

  Mittlerweile haben wir gelernt, dem Patienten mehr Verantwortung für die eigene Gesundheit zu übertragen und nun soll er die Drehbewegung des Kopfes selbst machen. Der Daumen des Therapeuten steht nur noch »zur Verfügung«, und der Patient schiebt durch die Kopfbewegung seinen falsch stehenden Halswirbel selbst hinein.

  Dies ist für den Patienten ein weiterer Schritt in Richtung Selbstverantwortung. Diese Philosophie ist kein Selbstzweck, sie verfolgt vielmehr ein ganz klares Ziel:

  Ein Patient, der einmal erfahren hat, wie leicht es ist, einen Wirbel wieder in die richtige Position zu bringen, wird seine Selbsthilfeübungen gern machen. Und die zeigen Sie ihm.

Der Übergang von der Halswirbelsäule zur Brustwirbelsäule

Am Übergang von der Halswirbelsäule zur Brustwirbelsäule treten die Spinalnerven gebündelt aus. Das ist auch zwischen Brustwirbelsäule und Lendenwirbelsäule der Fall. Daher hat ein Schaden oder eine Fehlstellung an diesen Stellen besonders große Auswirkungen. Wenn Sie sich die Abbildung 13 noch einmal anschauen, erkennen Sie, dass die Nerven am Übergang zwischen der Halswirbelsäule und der Brustwirbelsäule sowohl den Kopf versorgen als auch den Schulter-Nacken-Bereich sowie die Arme und Finger bis in die Fingerspitzen.

Der *7. Halswirbel* wird auch als *Prominens* bezeichnet, »der Hervorstehende«. Sein Dornfortsatz ist größer als der Dornfortsatz der übrigen Wirbel, und doch ist er bei ganz vielen Menschen schwer zu sehen. Das kommt daher, dass der Übergang zwischen Halswirbelsäule und Brustwirbelsäule (7. Halswirbel bis 1. Brustwirbel) häufig von recht festem Bindegewebe überzogen ist. Der Volksmund bezeichnet diese Erscheinung wenig liebevoll als Hormonbuckel. Manchmal ist es selbst erfahrenen Dorn-Therapeuten nicht möglich, die beiden darunter liegenden Wirbel zu ertasten. Dann bleibt nichts anderes übrig, als eine Vorbehandlung zu machen.

Wenn kein Rückenmobilisator (siehe Seite 171) zur Verfügung steht, drückt der Therapeut mit der Handfläche jeweils rechts und links der Dornfortsätze auf das Gewebe. Während man auf der rechten Seite einen ziemlich starken und länger anhaltenden Druck ausübt, sollte der Patient mit dem linken Arm schwingen und langsam ausatmen. Dann wechselt man die Seite. Nachdem man die Behandlung einmal wiederholt hat, setzt üblicherweise eine starke Rötung ein, vorausgesetzt, der Druck war kräftig genug. Die Patienten wissen, dass es in den nächsten ein bis zwei Tagen nach dieser Behandlung zu muskelkaterähnlichen Schmerzen kommen kann. Deshalb ist es sinnvoll, erst nach Ablauf dieser Zeit weiterzuarbeiten. Erfolg verspricht auch ein zeitlicher Abstand von einer Woche zwischen den einzelnen Behandlungen. Wir haben die Erfahrung gemacht, dass selbst in hartnäckigen Fällen maximal vier Behandlungen erforderlich waren, um die Verhärtungen so weit zu lockern, dass die beiden Wirbel, die oft auch gegeneinander verschoben waren, gut wieder gerichtet werden konnten.

Selbst wenn sich nach Lockerung des festen Bindegewebes herausstellt, dass die Wirbel keiner Korrektur bedürfen, wird man merken, dass die Arme nicht mehr einschlafen und das Taubheitsgefühl, das oft bis in Fingerspitzen zieht, verschwunden ist.

Man müsste dem 7. Halswirbel und dem ersten Brustwirbel vielleicht gar nicht ganz so viel Aufmerksamkeit schenken, wenn der »Hormonbuckel« nur ein kosmetisches Problem wäre. Doch wenn Sie sich klar machen, dass hier die Spinalnerven austreten, welche die *Schilddrüse* versorgen, erkennen Sie, dass eine Behandlung dieses Bereiches ganz wichtig ist.

Wir wollen Sie einerseits nicht mit allen Einzelheiten der Bildung, Speicherung und Verteilung von Hormonen langweilen, aber andererseits ist die Schilddrüse (*Thyroi-*

dea) so wichtig, dass es nicht schaden kann, ein wenig mehr darüber zu wissen.

Die Schilddrüse liegt unterhalb des Kehlkopfes, unmittelbar vor der Luftröhre. Sie besteht aus einem rechten und einem linken Lappen, die in der Mitte verbunden sind. Das Ganze hat etwa die Form eines Schmetterlings. Die Schilddrüse reguliert die Stoffwechselvorgänge, indem sie, wenn sie störungsfrei arbeiten kann, die Sauerstoffaufnahme der Zellen steigert. Dadurch wirkt sie fördernd auf das Wachstum, die Skelettreifung und die normale Entwicklung eines Kindes. Schilddrüsenhormone haben darüber hinaus Einfluss auf den gesamten Stoffwechsel, auch auf die Muskeln und das Nervensystem.

Zu Störungen der normalen Schilddrüsenfunktion kommt es, wenn entweder zu viel oder zu wenig Schilddrüsenhormone gebildet werden. Wenn dem Organismus zu wenig Jod zur Verfügung steht, wird die Schilddrüse größer. Das heißt, sie versucht den Jodmangel dadurch auszugleichen, dass sie mehr Zellen bildet. Jod wird unter anderem über die Luft und vor allem über das Wasser aufgenommen. Im Süden Deutschlands sind Jodmangelerscheinungen häufiger zu beobachten als im Norden. Der Grund dafür ist, dass die Flüsse im Laufe einer sehr langen Zeit das Jod ausgeschwemmt und in Richtung Nordsee transportiert haben. Deshalb sind Seefische so viel jodhaltiger als Süßwasserfische.

Dorn-Therapeuten beobachten eine Fehlfunktion der Schilddrüse aber auch häufig, wenn der 7. Halswirbel und der 1. Brustwirbel nicht richtig übereinander stehen. Meinen Sie nicht auch, dass es sinnvoller ist, den Übeltäter erst einmal hier zu suchen, als gleich Hormone zu schlucken?

Spannen Sie die Rückenwippe (siehe Seite 171) in der richtigen Höhe in einen Türrahmen und behandeln Sie sich regelmäßig damit. Wenn Ihnen dieses Hilfsmittel nicht zur Verfügung steht, drücken Sie die feste Gewebestelle an eine Kante des Türrahmens und schwingen mit beiden Armen. Achten Sie darauf, dass Sie dabei bewusst atmen und den Druck während der Ausatemphase verstärken. Damit machen Sie die Übung angenehmer, und der Erfolg wird nicht ausbleiben. Auch ein Hormonbuckel ist kein unabwendbares Schicksal.

Wie Sie gesehen haben, kann der Hormonbuckel auch *Schulterschmerzen* sowie *Schmerzen im Unterarm bis in die Hand* verursachen. Auch eine *Sehnenscheidenentzündung* im Unterarm, ein *Tennisarm* und ein »pelziges« Gefühl in den Fingern haben oft hier ihren Ursprung.

Bei massiven Beschwerden stellt man allerdings meist fest, dass der siebte Halswirbel und der erste Brustwirbel verschoben sind. Wenn der Therapeut Ihnen diese Wirbel gerichtet hat, können Sie dafür sorgen, dass der Erfolg von Dauer ist, indem Sie die oben beschriebene Übung etwa drei Mal am Tag machen. Das allein ist schon sehr hilfreich.

Vielleicht helfen Ihnen aber auch die folgenden Überlegungen weiter:

- Schulter- und Nackenverspannungen sind oft Ausdruck von Gefühlen, die Sie sich bewusst machen sollten.

- Sind Ihnen die folgenden Sätze vertraut, weil Sie sie oft denken oder auch aussprechen?

  – Man hat mir zu viel aufgeladen.
  – Ich trage schwer an meinem Schicksal.
  – Ich muss alles selber machen, denn die anderen machen es nicht richtig.
  – Ich habe Angst vor der Zukunft.
  – Ich habe keinen Spaß mehr am Leben. Es ist alles so schwer.

  Wenn Sie häufiger so denken oder sprechen, sollten Sie sich von diesen Gedanken lösen. Drehen Sie die Sätze um und sehen Sie das Leben positiv. Lassen Sie sich ruhig dabei helfen. Es ist keine Schande, sondern sehr klug, Hilfe anzunehmen und nicht alles selbst regeln zu wollen.

Wenn die beiden Wirbel gerichtet wurden und Sie nicht das Gefühl haben, dass Ihre Einstellung dem Leben gegenüber entscheidend zu Ihren Schulter-Nacken-Beschwerden beiträgt, besteht noch die Möglichkeit, dass mit den Gelenken etwas nicht stimmt. Es ist gut möglich, dass das Schultergelenk, der Ellenbogen oder das Handgelenk gerichtet werden muss. Lesen Sie hierzu das Kapitel über diese Gelenke (Seite 64 ff.).

- Der Druck, den Sie mit der Handfläche rechts und links der Dornfortsätze ausüben, muss so stark wie möglich sein. Ein schwächerer Druck hat so gut wie keine Wirkung, selbst wenn er dafür häufiger gesetzt wird. Dieser Therapeutengriff ist ziemlich anstrengend.

- Bereiten Sie Ihren Patienten darauf vor, dass es weh tun wird. Bitten Sie um sein Einverständnis, bevor Sie zu drücken beginnen.

- Atmen Sie, möglichst gleichzeitig mit Ihrem Patienten, langsam aus, während Sie drücken. Ausatmen entspannt und lindert eventuelle Schmerzen. Außerdem haben Sie als Therapeut damit ein Zeitmaß.

- Während der Behandlung pendelt der Patient mit dem entsprechenden Arm (wenn Sie rechts drücken, mit dem linken und umgekehrt) oder auch mit beiden Armen gegenläufig.

- Weisen Sie darauf hin, dass es nach der Behandlung zu einem muskelkaterähnlichen Schmerz kommen kann.

- Wenn sich die Wirbel nicht sofort richten lassen, kann eine zweite bis maximal vierte Behandlung erforderlich sein. Dabei hat sich ein Abstand von maximal einer Woche zwischen zwei Behandlungen bewährt – nicht mehr! Manche Patienten lassen mehr Zeit verstreichen, bevor sie sich wieder melden, vielleicht weil die erste Behandlung eine Linderung der Beschwerden gebracht hat und es ihnen zunächst gut geht. In diesen Fällen beginnt man dann immer wieder von vorn. Erklären Sie diese Zusammenhänge, aber vereinbaren Sie trotzdem nicht gleich einen neuen Termin. Auch hier ist die Initiative und Eigenverantwortung der Patienten gefragt.

Die Brustwirbelsäule

Der *1. Brustwirbel* steht in Verbindung mit den Händen und Armen. Es gibt viele Menschen, denen, meist nachts, die Arme einschlafen oder die Hände taub werden und die dann mit »pelzigen« Fingerspitzen aufwachen. Manche Frauen beobachten ganz richtig einen Zusammenhang zwischen diesen Beschwerden und den Handarbeiten, die sie anfertigen, und verabschieden sich mit großem Bedauern von ihrem Hobby. Der wahre Grund für die Schmerzen liegt aber nicht in den Fingern, sondern im Bereich der unteren Halswirbel bzw. oberen Brustwirbel und hat etwas mit Anspannung zu tun.

Wenn Sie zum Beispiel gern stricken, haben Sie vielleicht schon Folgendes beobachtet: Sie fangen ganz entspannt an, doch sobald es schwierig wird oder Sie glauben, mit dem Teil heute noch fertig werden zu müssen, ziehen Sie die Schultern hoch und Ihr gesamter Schulter-Nacken-Bereich verkrampft sich. Jetzt kommt noch hinzu, dass diese Art von Arbeit eigentlich immer hauptsächlich mit der rechten Hand (bei Linkshändern mit der linken) verrichtet wird. Das führt zu einseitiger Muskelbeanspruchung. Wenn dann kein Ausgleich stattfindet, kann es vorkommen, dass sich diese häufig oder auch ständig angespannten Muskeln verhärten und den Wirbel aus seiner Position ziehen. So kann es kommen, dass Ihr rechter (oder linker) Arm regelmäßig über Nacht einschläft. Das wird manchmal so schlimm, dass der Arm neben Ihnen liegt, als gehöre er gar nicht mehr zu Ihnen. Diese Art von Beschwerden kommen meist daher, dass der erste Brustwirbel gegen den siebten Halswirbel verschoben ist, und verschwinden, wenn diese Wirbel wieder richtig sitzen und der Hormonbuckel zumindest gelockert ist.

So helfen Sie sich selbst

Wenn Sie feststellen, dass Sie wieder einmal zu angespannt am Computer gesessen oder sonst eine Tätigkeit ausgeübt haben, bei der Sie Ihren Schulter-Nacken-Bereich zu stark angespannt haben, empfiehlt sich über die Übung aus dem vorigen Kapitel hinaus folgende Übung zur schnellen Selbsthilfe.

Nehmen wir an, der Problemarm ist der rechte. Sie ballen die rechte Faust, strecken den Arm nach unten und spannen ihn so stark an, wie Sie können, während Sie den angespannten und gestreckten linken Arm so weit hochziehen, wie es möglich ist. Dabei hebt sich auch die Schulter so weit es geht, ohne dass es schmerzt. Atmen Sie ein und halten Sie die Spannung so lange, wie es Ihnen angenehm ist. Dann lassen Sie beim Ausatmen den Arm fallen. Atmen Sie ein paar Mal bewusst durch und spüren Sie nach, wie Sie sich fühlen. Diese Übung können Sie auch mehrmals hintereinander machen, so lange es Ihnen angenehm ist.

Der *Tennisarm*, der ja nicht nur Tennisspieler quälen kann, sondern zum Beispiel auch Menschen, die mit der »Maus« am Computer arbeiten, kann einerseits über das Ellbogengelenk geheilt werden und andererseits über den ersten Brustwirbel. *Schmerzen im Unterarm* und auch die äußerst schmerzhafte *Sehnenscheidenentzündung* hängen mit dem *1. Brustwirbel* zusammen und können über das Einrichten dieses Wirbels beseitigt werden. Das gilt auch für das so genannte *Karpaltunnel-Syndrom*, ein schmerzendes Handgelenk.

Eines Tages erreichte mich (Dieter Dorn) der verzweifelte Hilferuf einer Bäuerin. Ein Jahr zuvor hatte sich eine Geschwulst in der Hand operativ entfernen lassen. Nachdem sie zunächst sehr froh war, ihre Arbeit wie zuvor verrichten zu können, stellte sie mit Entsetzen fest, dass die Schwellung wiederkam. Ich richtete den ersten Brustwirbel, und innerhalb von vierzehn Tagen war das Gewächs verschwunden. Aus Überzeugung behandelt diese Frau nun Menschen in ihrer Familie und im Freundeskreis nach der Dorn-Methode und ist dabei höchst erfolgreich.

Eine Fehlstellung des *2. Brustwirbels* kann beispielsweise zu *Herzbeschwerden, Herzrhythmusstörungen, Ängsten* und *Schmerzen im Brustbein* führen. Auch *zu niedriger* oder *zu hoher Blutdruck* kann über den 1. oder 2. Brustwirbel reguliert werden, ebenso wie ein *zu schneller Puls,* der ohne körperliche Belastung auftritt.

Der *3. Brustwirbel* ist für *Bronchitis, Grippe, Rippenfellentzündung, Lungenentzündung, Husten, Atembeschwerden, Störung im Brustbereich* und *Asthma* zuständig. Ein auffallend *trockener Husten* ist ein sicheres Indiz für eine Blockade des dritten Brustwirbels.

Bei *Asthma* und *Bronchialleiden* ist aber nicht immer nur dieser Brustwirbel blockiert, sondern häufig auch noch die Nierenwirbel, nämlich der 10. und 11. Brustwirbel. Vermutlich lösen Salze und Säuren, die vom Körper zum Beispiel wegen Wassermangels oder wegen allgemein unzureichender Nierenfunktion nicht ausgeschwemmt werden können, Reize in den Atemwegen aus und sind damit für diese Erkrankungen verantwortlich.

Die *Brustwirbel 4 bis 8* betreffen im weitesten Sinne den Verdauungstrakt.

Bei manchen Menschen hinterlassen die Daumen, die rechts und links der Dornfortsätze nach Unregelmäßigkeiten tasten, schon bei mäßigem Druck ausgeprägte rote Spuren. Daran kann man erkennen, dass das Gewebe übersäuert ist.

Viele üble Krankheiten können auf eine Übersäuerung des Gewebes zurückgeführt werden. Falsche Ernährung ist einer der Gründe, warum sich der pH-Wert des Blutes vom basischen zum sauren Milieu verändert. Eine Übersäuerung des Körpers bleibt leider oft lange Zeit unbemerkt, weil sie keine direkten Schmerzen verursacht. Es gibt jedoch einige Punkte, die Sie rechtzeitig auf die richtige Spur bringen können.

Eine Übersäuerung kann durch folgende Faktoren verursacht werden:

- Fehlstellung im Bereich des 4. bis 8. Brustwirbels
- falsche Ernährung
- psychische Belastung und ihre Auswirkungen auf die körperliche Ebene und vor allem das Immunsystem.

Es gibt unzählige Bücher über Ernährung, denen Sie eine Menge nützlicher Ratschläge entnehmen können. Wenn wir hier von Ernährung sprechen, meinen wir nicht nur das, was wir essen, sondern – ganz wichtig – auch das, was wir trinken, oder besser gesagt, *nicht* trinken.

Wir können vierzig und noch mehr Tage ohne Essen auskommen, aber wir können kaum drei Tage überleben, ohne zu trinken. Die meisten Menschen trinken zu wenig oder das Falsche.

Wenn wir unseren Patienten nach der Behandlung sagen, dass sie zwei bis drei Liter Wasser pro Tag trinken sollen, bekommen wir oft zu hören: »Zwei bis drei Liter? Soviel kann ich nicht trinken.« Oft schwingt sogar noch ein wenig Empörung darüber mit, dass wir so etwas zuzumuten wagen. Viele erinnern sich dann, dass sie als Kind immer Durst hatten, wissen aber auch, dass ältere und alte Menschen oft kaum noch Durst verspüren. Überspitzt kann man also sagen, dass Kinder immer durstig sind und alte Leute überhaupt nicht mehr.

Sie wissen ja, dass alle Lebensvorgänge vom Gehirn aus gesteuert werden, von der Zentrale des Körpers. Für sämtliche Lebensäußerungen gibt es in der Zentrale ein bestimmtes Gebiet: für das Sehen, das Hören, das Gleichgewicht, den Hunger und den Durst. Hierhin melden die Zellen, dass sie Flüssigkeit brauchen, und von hier wird der Impuls ausgelöst, der uns durstig macht und veranlasst, etwas zu trinken.

Leider wird dieses Durstzentrum von Jahr zu Jahr kleiner, bis es im Alter fast gar nicht mehr vorhanden ist. Bei alten Leuten gibt es keine Stelle mehr im Gehirn, an die zuverlässig gemeldet werden kann, dass die Zellen Flüssigkeit brauchen. Mit anderen Worten: Der Mensch hat keinen Durst mehr. Das heißt aber noch lange nicht, dass die Zellen die Flüssigkeit nicht brauchen. Sie brauchen sie nach wie vor, und wenn sie nicht genug davon bekommen, hat das dramatische Auswirkungen auf den gesamten Organismus.

Zunächst haben die Nieren nicht mehr genug zu tun und verhalten sich so ähnlich wie ein Mensch, der keine Aufgabe mehr hat. Sie sagen sich: »Wozu sollen wir bereit sein zu arbeiten, wenn es nichts zu tun gibt?« Nieren scheiden nun einmal Flüssigkeit aus, und zwar zusammen mit den Substanzen, die im Organismus nicht oder nicht mehr gebraucht werden. Diese Flüssigkeit wird in der Blase gesammelt und verlässt den Körper über die Blasengänge. Wenn aber nicht genügend Wasser vorhanden ist, besteht die Gefahr, dass die Nieren verkümmern.

Warum trinken gerade ältere Menschen nicht genug? Oft haben die Gründe dafür etwas mit dem Wunsch zu tun, sich selbst oder anderen »keine Umstände« machen zu wollen. Es gibt zum Beispiel Menschen, die sich darüber ärgern, dass sie nachts auf die Toilette müssen. Manche trinken aus diesem Grund schon am Nachmittag nichts mehr. Verständlich wird diese Angst vielleicht bei denen, die auf fremde Hilfe angewiesen sind, wenn sie das »Örtchen« aufsuchen müssen. Pflegerinnen oder Pfleger in Altersheimen haben oft kein Verständnis dafür, dass es zu ihren Aufgaben gehört, einem Menschen zu trinken zu geben, selbst wenn er dann später in der Nacht Hilfe braucht.

In einem Pflegeheim im Ruhrgebiet wollte eine Ärztin einer Patientin für eine Untersuchung Blut entnehmen. Dies war nicht möglich, denn das Blut war so dickflüssig, dass die Kanüle sofort verstopft war. Die Ärztin ordnete kraft ihrer Autorität an, dass dieser Patientin sofort ausreichend Wasser zu geben sei. Ein paar Stunden später konnte sie das Blut entnehmen, weil ihre Anweisungen befolgt worden waren.

Bei allen Erkrankungen, die unter anderem von zu dickflüssigem Blut verursacht werden, sollten Sie nachdenklich werden. Dazu gehören zum Beispiel Schlaganfälle, Thrombosen und Herzinfarkte. Doch nicht nur das Blut braucht Wasser, um flüssig genug zu sein.

Die Bandscheiben bestehen in der Regel ebenfalls zu achtzig Prozent aus Wasser und brauchen demnach viel Flüssigkeit. Auch die Augen und das Gehör leiden unter Wassermangel, und ganz besonders das Gehirn. Wassermangel macht müde. Und selbst die lästige Verstopfung könnte vermieden werden, wenn die Betroffenen mehr trinken würden.

Einer äußerst gepflegten Patientin war es schrecklich peinlich, so genannte Gichtknoten an den Fingergelenken zu haben. Sie erkannte, dass sie sich bald nicht mehr erlauben konnte, ihre Fingernägel zu lackieren, weil man durch die Farbe ja noch unnötig auf die Knubbel aufmerksam würde.

Eine Blutuntersuchung hatte ergeben, dass sie trotz der »Gichtfinger« keine echte Gicht hatte. Dennoch war sie der Ansicht, sie könne unmöglich zwei bis drei Liter Wasser oder Gesundheitstee pro Tag trinken. Also lautete die Verordnung für sie, täglich im Abstand von etwa einer Stunde für jeden Knubbel am Finger ein Glas Wasser zu trinken.

Wenn bei Ihnen ein saures Milieu festgestellt wird, Sie aber sicher sind, dass Ihre Wirbel im Lot sind, dass Sie sich einigermaßen vernünftig ernähren und auch genug trinken, sollten Sie mal darüber nachdenken, ob Sie vielleicht sauer sind, und wenn ja, worauf. Oft ist nämlich eine »saure« Grundstimmung die Ursache für eine Gewebeübersäuerung.

Eine Patientin, von der ich (Gerda Flemming) wusste, dass sie sehr gesundheitsbewusst lebt, zeigte bei der Untersuchung der Wirbelsäule deutlich die beschriebenen Anzeichen einer ausgeprägten Übersäuerung. Ich fragte sie: »Worüber sind Sie denn so sauer?« Verdutzt schaute sie mich an, und dann brachen plötzlich alle Dämme. Schluchzend erzählte sie, dass ihr Ehemann schon jahrelang dem Alkohol verfallen sei. Es hätte sich niemals mit der gesellschaftlichen Stellung dieses Paares in einem gutbürgerlichen Milieu vereinbaren lassen, wenn dieser Makel bekannt geworden wäre. Also war es weitgehend ihre Aufgabe, ihn zu vertuschen. Verständlicherweise war sie sauer auf ihren Mann, der, wenn er nüchtern war, zu den liebenswürdigsten Menschen gehörte, die man sich vorstellen kann. Also fraß sie das ganze Sauersein über ihn in sich hinein, was sich schließlich über ihren Körper äußerte.

Der *4. Brustwirbel* betrifft die Gallenblase. Wenn er blockiert ist, kommt es zu *Gallenleiden*, zum Beispiel zur Bildung von *Gallensteinen*. Aber auch *Gelbsucht* und *seitliche Kopfschmerzen* sind mögliche Folgen.

Eine Freundin (von Gerda Flemming) litt bei jeder kleinsten Aufregung unter Gallenschmerzen. Sie hatte sich schon fast damit abgefunden. Dennoch nahm sie die Gelegenheit wahr, sich die Wirbelsäule untersuchen zu lassen. Und tatsächlich tanzte der vierte Brustwirbel deutlich aus der Reihe. Seitdem er gerichtet ist, geht es der jungen Frau gut. Die Beschwerden sind nicht wieder aufgetaucht.

Bei einem Patienten (von Dieter Dorn) hatte das Richten dieses Wirbels dramatische Folgen. Zwei Tage nach der Behandlung musste der Patient ins Krankenhaus eingeliefert werden, wo festgestellt wurde, dass seine Galle voller Steine war. Was war geschehen? In diesem Fall war nicht nur die Nervenversorgung zur Galle hin gestört gewesen (der Grund, warum sich so viele Gallensteine bilden konnten). Auch die Rückmeldung des Schmerzes zum Gehirn war durch die Störung völlig unterbunden worden. Daher konnten sich die Steine ganz unbemerkt ansammeln. Man stelle sich vor, was hätte passieren können: Die Galle war voller Steinen und konnte ihre Aufgabe, die Gallenflüssigkeit einzudicken, zu speichern und jeweils bei Bedarf in den Darm abzugeben, nicht mehr erfüllen. Normalerweise bereitet dieser Zustand große Schmerzen, die anzeigen, dass hier etwas nicht in Ordnung ist. Doch bei diesem Patienten verhinderte der blockierte Nerv die Schmerzmeldung. Erst als der Wirbel wieder richtig saß, war auch der Nerv wieder frei und der Schmerz wurde spürbar.

Wenn Sie sich den Verlauf des *Gallenblasenmeridians* in einem Akupunktur-Atlas ansehen, verstehen Sie vielleicht, was Gallenleiden und die oben erwähnten seitlichen Kopfschmerzen miteinander zu tun haben. Für diejenigen, die gerade keinen solchen Atlas zur Hand haben: Der Gallenblasenmeridian beginnt auf beiden Seiten des Körpers am äußeren Augenwinkel, geht von dort zum Ohr, dann die Schläfe entlang nach oben, um das Ohr herum, in einem Halbkreis seitlich über den Kopf bis zur Augenbraue, dann noch einmal auf dem gleichen Halbkreis etwas höher über die Seite des Kopfes, seitlich über den Hals, den Körper und die Außenseite der Beine hinunter bis zum äußeren Nagelfalzwinkel des vierten Zehs.

Eine Fehlstellung des *5. Brustwirbels* kann *Leberstörungen, niedrigen Blutdruck, Blutarmut, Müdigkeit, Gürtelrose, Kreislaufschwäche* und *Arthritis* zur Folge haben. Auch bei *Multipler Sklerose (MS)* findet sich fast immer ein nach rechts herausstehender fünfter Brustwirbel. Wahrscheinlich reicht es nicht aus, diesen Wirbel zu richten, um MS zu heilen, aber ein Versucht lohnt sich auf jeden Fall. Mir (Dieter Dorn) ist es beispielsweise gelungen, durch eine Behandlung einen MS-Patienten aus dem Rollstuhl zu holen. Ich durfte erleben, wie dieser Patient nach der Behandlung in der Lage war, zwei Treppenstufen selbständig hinaufzusteigen. Danach habe ich nie wieder etwas von ihm gehört.

Der *6. und der 7. Brustwirbel* gehören zusammen. Eine Blockade dieser beiden Wirbel löst *Störungen im Verdauungssystem* aus, zum Beispiel Übelkeit, Sodbrennen und Magenbeschwerden. Auch bei *Diabetes* sowie bei *Magen- und Zwölffingerdarmgeschwüren* liegen häufig Blockaden dieser Wirbel vor.

Einer Patientin war es furchtbar peinlich, dass sie immer aufstoßen musste, wenn ihr sechster Brustwirbel nur ganz leicht mit dem Daumen berührt wurde. Sie klagte auch darüber, dass sie schon seit einiger Zeit Probleme mit der Verdauung und zwar keine Magenschmerzen, aber einen permanenten Druck auf den Magen habe. Nachdem wir über die Zusammenhänge gesprochen hatten, war sie einverstanden, dass ihr sechster Brustwirbel weiter behandelt wurde. Das Aufstoßen wollte kein Ende nehmen, aber plötzlich war es vorbei – und auch der Druck auf den Magen war wie weggeblasen.

Eine sechzigjährige Frau hatte schon seit geraumer Zeit einen bestimmten Verdacht. Alle Anzeichen sprachen für einen *Diabetes* (Zuckerkrankheit): viel Durst, die Ausscheidung großer Mengen Urin, Müdigkeit und so weiter. Doch bisher hatte sie aus Angst vermieden, sich Gewissheit zu verschaffen.

Die Bauchspeicheldrüse (Pankreas) ist etwa 15 bis 20 Zentimeter lang und wiegt zwischen 70 und 80 Gramm. Diese Drüse hat zwei wichtigen Funktionen: Erstens bildet sie die Verdauungsenzyme alpha-Amylase, Tripsin und Lipase und sondert sie ab. Zweitens werden in der Bauchspeicheldrüse Hormone gebildet, und zwar das Insulin in den B-Zellen und das Glukagon in den A-Zellen. Beide Hormone regulieren den Blut-Glukose-Stoffwechsel. Das Insulin senkt den Blutzuckerspiegel, während das Glukagon ihn hebt.

Insulin senkt den Blutzuckerspiegel dadurch, dass es Glukose (Zucker) in die Zellen einschleust, wo der Zucker als Energielieferant benötigt wird. Wenn dies nicht oder nicht vollständig gelingt, kreist zuviel Zucker im Blut, wo er nichts zu suchen hat. Wenn das Zuckerangebot zu hoch ist, schleust das Insulin den überschüssigen Zucker in die Leber ein, wo er, in Glykogen umgewandelt, gespeichert wird. Bei Bedarf wandelt das Glukagon (der Gegenspieler des Insulins), das ebenfalls in der Bauchspeicheldrüse gebildet wird, das Glykogen in der Leber wieder in Glukose um, und zwar dann, wenn der Körper wieder mehr Zucker braucht. Das geschieht, wenn der Mensch vielleicht zu wenig gegessen oder sich bei körperlicher Arbeit verausgabt hat und der Blutzuckerspiegel deshalb wieder erhöht werden muss. Diese Vorgänge laufen im Organismus normalerweise völlig unbemerkt ab, vorausgesetzt, die Bauchspeicheldrüse kann ihren Dienst ordnungsgemäß versehen. Wenn dieses fein abgestimmte Zusammenspiel jedoch gestört ist, kommt es zum gefürchteten Diabetes mellitus.

Auch die Patientin, von der hier die Rede ist, fürchtete die Zuckerkrankheit, besonders wenn sie an die schlimmen Spätfolgen dachte. Doch weil Furcht allein ein schlechter Ratgeber ist, fasste sie sich eines Tages ein Herz und besorgte sich Teststäbchen aus der Apotheke, um endlich Gewissheit zu haben. Das Ergebnis der Urinuntersuchung war niederschmetternd: Im Bruchteil einer Sekunde färbte sich das Stäbchen tiefbraun. Von Gelb- bis Braunfärbung war auf dem Beipackzettel die Rede gewesen, ein Ergebnis, das umgehend in die Praxis eines Arztes führen sollte. Doch diese Frau hasste die Menschen, die im Bekanntenkreis oder im Wartezimmer des Arztes über ihre Puls-, Blutdruck- oder Zuckerwerte diskutierten. Sie hatte das Gefühl, plötzlich zu denen zu gehören, die kein anderes Gesprächsthema mehr haben als ihre diversen Zipperlein und Krankheiten.

Und da es ja keine Zufälle gibt, geriet sie an einen hervorragenden Dorn-Therapeuten, der ihre gesamte Wirbelsäule untersuchte und feststellte, dass der sechste Brustwirbel nach rechts gerutscht war. Er schob ihn wieder in die Mitte. Dabei verspürte die Patientin einen stechenden Schmerz, den sie aber freudig begrüßte, weil er zu *ihrem* Weg der Heilung gehörte. Nach einer Woche suchte sie den Therapeuten noch einmal auf, um das Ergebnis überprüfen zu lassen. In der Tat war der Wirbel wieder verrutscht.

Von nun an gehörte die Selbsthilfeübung, die der Therapeut ihr gezeigt hatte, zu ihrem täglichen Ritual. (Hier empfiehlt sich die Übung für die Brustwirbelsäule, bei der die Türkante eingesetzt wird, um einzelne Wirbel am Dornfortsatz wieder in die Mitte zu schieben (siehe Abb. 48) Aber obwohl die Patientin die segensreiche Wirkung der Dorn-Behandlung bei anderen Problemen schon selbst erfahren hatte, traute sie sich erst nach weiteren zwei Wochen, mit Teststäbchen zu überprüfen, ob eine Besserung eingetreten war. Das Ergebnis war verblüffend: Das Stäbchen verfärbte sich überhaupt nicht. Es blieb so weiß wie frisch gefallener Schnee. Und genauso hell fühlte es sich im Innern der Patientin an, wie sie uns versicherte.

Nicht alle Störungen im Verdauungstrakt beruhen auf einer Fehlstellung der Wirbel. Oft ist das vegetative (unwillkürliche) Nervensystem dafür verantwortlich und nicht die Spinalnerven. Dann sind andere Therapieformen hilfreich.

Machen Sie beispielsweise Autogenes Training oder andere Entspannungsübungen und überdenken Sie Ihre Lebensumstände. Sollten Sie vielleicht etwas ändern? »Schlucken« Sie möglicherweise zu viel?

Manchmal sind es auch Ernährungsfehler, die Sie vermeiden können. Zum Beispiel sollten Sie die Hauptmahlzeit des Tages nicht auf den späten Abend legen. Auch Ihr Darm braucht in der Nacht eine Ruhepause. Dann kann es sein, dass der Nahrungsbrei stundenlang im Magen liegt, vor sich hin gärt und Sodbrennen und Völlegefühl verursacht. Oder der zu volle Magen beengt das Herz, was sich anfühlen kann, als sei Ihr Herz nicht in Ordnung. Hier kann Bewegung und frische Luft helfen.

Durch die Wirbellöcher des *8. Brustwirbels* verlaufen die Nerven, welche die *Milz* versorgen. Störungen in diesem

Bereich äußern sich nicht direkt, führen aber zu *Abwehrschwäche.*

In der Milz werden alte und ausgediente rote Blutkörperchen aussortiert und abgebaut. Das dabei freiwerdende Eisen wird aufbewahrt und wieder verwendet. Eine Fehlstellung des »Milz-Wirbels« kann das Gleichgewicht zwischen roten und weißen Blutkörperchen stören. Es wäre sicher interessant, wenn man diese Zusammenhänge bei der Forschung zur Entstehung von Anämie oder Leukämie berücksichtigen würde.

Die Milz kümmert sich aber nicht nur um das Blut, sondern spielt auch ein wichtige Rolle für die Abwehr von Krankheitserregern. Eine gut funktionierende Milz stärkt das Immunsystem.

Nach einer Behandlung des *8. Brustwirbels* stellt sich eine Besserung oder Heilung nicht spontan ein. Jedenfalls zeigt sich das Ergebnis nicht so rasch wie beispielsweise beim Hexenschuss oder bei Kopfschmerzen. Eine langfristige Folge der Behandlung ist jedoch, dass der Organismus viel besser mit *Infektionskrankheiten* fertig wird als bisher.

Der *9. Brustwirbel* versorgt die Nebennierenrinde, die für die Produktion und Ausschüttung wichtiger Hormone (zum Beispiel Adrenalin, Noradrenalin und Kortison) zuständig ist. Man hat beobachtet, dass Menschen mit einem blockierten neunten Brustwirbel auffallend *schmerzempfindlich* sind und zudem besonders harte Muskeln haben, auch wenn sie viel trinken. Das scheint auf die gestörte Ausschüttung von Adrenalin und Noradrenalin zurückzuführen zu sein.

Adrenalin ist das Hormon, das bei Gefahr oder Stress den Organismus alarmiert. Es erhöht den Blutdruck, indem es die Gefäße verengt. Es regt die Muskeltätigkeit an und bereitet den Menschen damit optimal auf Flucht oder auf Angriff vor. Alles, was nicht unmittelbar diesem Ziel einer augenblicklichen Höchstleistung dient, wird auf Sparflamme geschaltet, zum Beispiel die Bewegungen des Darmes. Adrenalin sorgt zum Beispiel dafür, dass ein Verletzter nicht als erstes große Schmerzen verspürt. Die setzen meist erst viel später ein. In früheren Zeiten, als es die Menschen noch mit wilden Tieren zu tun hatten, die sie entweder erbeuten wollten oder vor denen sie fliehen mussten, setzte die Ausschüttung von Adrenalin also äußerst sinnvolle Bewegungsabläufe in Gang. Angesichts der Stress erzeugenden Situationen, in die der moderne Mensch gerät, beispielsweise am Arbeitsplatz, sind weder Flucht noch körperlicher Angriff praktikable Lösungen. Und wenn der betreffende Mensch keine anderen Methoden zur Stressbewältigung kennt, »frisst« er den Stress in sich hinein. Das erklärt die Schmerzempfindlichkeit und die verhärteten Muskeln.

Die Nebennierenrinde produziert unter anderem Kortison. Kortison ist ein äußerst wichtiges Hormon, denn es heilt kleine Verletzungen und Blutungen im Organismus, ohne dass man etwas davon mitbekommt. Wenn man von der Intelligenz des Körpers spricht, die dafür sorgt, dass dieser auf »Heilsein« ausgerichtet ist, meint man unter anderen solche Abläufe. Dabei kann man auch ein wenig nachhelfen, zum Beispiel, indem man den richtigen Wirbel zurechtrückt. Dann können Sie sich darauf verlassen, dass der Körper sich tatsächlich selbst heilt.

Häufig haben Menschen, bei denen der neunte Brustwirbel blockiert ist, alle möglichen Allergien oder Hauterkrankungen, zum Beispiel Nesselausschläge. Es ist nicht immer nachzuvollziehen, was zuerst da war: die Fehlstellung des Wirbels, durch welche die Nervenversorgung des Organs gestört wurde, oder vielleicht doch die psychische Komponente. Wenn die Ursache der psychischen Störung nicht gefunden wird, wird sie den entsprechenden Wirbel immer wieder in die Schieflage bringen.

Die von solchen Hauterkrankungen Betroffenen können vielleicht nicht zulassen, dass ihre Aggressivität zum Vorschein kommt, und unterdrücken sie deshalb ständig. Dafür machen sie ihrerseits anderen gern Vorwürfe.

Möglicherweise ist diese unterdrückte Aggressivität aber auch die tiefere Ursache für eine gestörte Hormonproduktion, die wiederum den Körper schädigt. Auch von der Schulmedizin wird der Zusammenhang zwischen einer gestörten Hormonproduktion und der Entstehung von Allergien und Hautausschlägen diskutiert.

Jedenfalls ist es sinnvoll, bei solchen Störungen oder Erkrankungen sowohl den 9. als auch die beiden folgenden Brustwirbel zu überprüfen. Ich (Dieter Dorn) habe ein Kind, das seit zwei Jahren wegen Rheuma medikamentös behandelt wurde, mit einem Daumendruck auf diesen neunten Brustwirbel geheilt.

Der *10.* und der *11. Brustwirbel* stehen mit den *Nieren* in Verbindung. Eine Fehlstellung dieser beiden Wirbel kann zu *trockener Haut, Hautallergien, Akne, Flechten, Schuppen und Haarausfall, zu Furunkeln, offenen Beinen, Wasserstauungen (sichtbar oft als »Tränensäcke«) Arterienverkalkung, chronischer Müdigkeit* und auch zu *Bettnässen* bei Kindern führen. Jeder kennt diese Störungen, aber hätten Sie gedacht, dass es genügen kann, einen oder zwei Wirbel zu richten, um den Schaden zu beheben?

Abgesehen davon können Sie noch etwas für Ihre Nieren tun: Trinken Sie bei einem Körpergewicht von etwa 70 Kilogramm mindestens zwei Liter Flüssigkeit (Wasser oder Gesundheitstee) pro Tag. Rechnen Sie hoch, wie viel es bei Ihnen sein muss. Sie merken ja selbst, dass Sie nach dem Genuss von Kaffe, schwarzem Tee oder Alkohol schnell zur Toilette müssen. Das kommt daher, dass Koffein, Tein und Alkohol zu den diuretisierenden Substanzen gehören. Das heißt, diese Getränken entwässern den Körper und tragen daher nicht zu einer positiven Flüssigkeitsbilanz bei.

Wenn Sie nicht genug trinken, schaden Sie nicht nur Ihren Nieren, sondern auch Ihrer Haut. Hautkrankheiten, beispielsweise Neurodermitis, haben nämlich auch etwas damit zu tun, dass Salze nicht über die Nieren ausgeschieden werden können, weil der Flüssigkeitshaushalt des Körpers nicht in Ordnung ist.

Die beiden Nieren bilden ein Paar. Vielleicht ist das der Hintergrund dafür, dass Menschen mit Nierenproblemen manchmal auch Probleme in Partnerschaften haben. Diese Probleme tauchen dann nicht nur in der Beziehung mit dem Ehepartner auf, sondern generell in etwas engeren Beziehungen, beispielsweise zu den Eltern, den eigenen Kindern oder zu Kollegen und Nachbarn. Solche Menschen neigen dazu, die eigenen Schwächen ängstlich zu überwachen. Im Umgang mit anderen Menschen sind sie unsicher, und es fällt ihnen schwer, Kontakte zu knüpfen oder zu pflegen. Diese Unsicherheit macht überempfindlich, und bewirkt, dass einem »alles sofort an die Nieren geht«. Auch das kann ein Grund dafür sein, dass die »Nierenwirbel« immer wieder verrutschen.

Hautkrankheiten können auch darauf hindeuten, dass die Seele leidet. Man sagt ja nicht umsonst: »Die Seele weint über die Haut.« Wenn die Seele krank ist, kann sie sich nur über den Körper bemerkbar machen.

Eine Fehlstellung des *12. Brustwirbels* kann zu Dünndarmproblemen in Form von Blähungen und Wachstumsstörungen führen. Der größte Teil der Verdauungsarbeit wird nämlich im Dünndarm geleistet. Oft liegt auch ein Mangel an Vitamin B12 vor. Deshalb sollten Sie Ihre Kinder und sich selbst ausgewogen ernähren. Mangelernährung durch extreme Fastenkuren in der Jugend kann abgesehen davon auch dafür verantwortlich sein, dass eine Frau später keine Kinder bekommen kann.

Unfruchtbarkeit wird aber oft auch durch eine Fehlstellung des 12. Brustwirbels verursacht, vor allem, wenn zusätzlich der 3. Lendenwirbel blockiert ist, was zu Schwangerschaftsstörungen, Menstruationsbeschwerden und beim Mann zu Impotenz führen kann (siehe auch Seite 115 ff.).

Auch bei rheumatischen Erkrankungen sollte der 12. Brustwirbel überprüft werden.

Tipp für Therapeuten

- Wenn Sie die Brustwirbelsäule untersucht haben und richten wollen, sollten Sie daran denken, dass der Patient zunächst im Stehen behandelt wird, und zwar von unten nach oben, wobei er die Muskeln mit den Beinen in Bewegung setzt. Etwa vom sechsten Brustwirbel an wird die Muskelbewegung durch das Schwingen der Beine jedoch nicht mehr spürbar sein. Jetzt sollte sich der Patient setzen, um die Muskeln durch Schwenken der Arme in Bewegung zu bringen.

Die Lendenwirbelsäule

Die Lendenwirbelsäule besteht aus fünf Wirbeln, die deutlich kräftiger sind als alle übrigen Wirbel. Seit sich der Mensch im Laufe der Evolution auf zwei Beine erhoben hat, müssen diese Wirbel ja auch deutlich mehr Gewicht tragen als alle anderen. An der Lendenwirbelsäule treten die Nerven gebündelt aus und betreffen Bereiche des menschlichen Lebens, die unmittelbar mit Sexualität und Fortpflanzung, also mit dem Fortbestand der Menschheit zu tun haben. Störungen wie Unfruchtbarkeit bei Frauen und Impotenz bei Männern können hier ihren Ursprung haben.

Auf der psychischen Ebene lässt sich eine Zweiteilung der Wirbelsäule erkennen. Die obere Hälfte, also die Halswirbelsäule und die obere Brustwirbelsäule, hat mit der persönlichen Einstellung zu tun. Die untere Hälfte, also die untere Brustwirbelsäule und die Lendenwirbelsäule, betrifft die Beziehung des Menschen zu seinen Mitmenschen beziehungsweise seiner Umwelt. Es ist allerdings klar, dass beides nicht so säuberlich voneinander zu trennen ist wie der sechste und der siebte Brustwirbel, da natürlich alles mit allem zu tun hat.

Der *1. Lendenwirbel* steht hauptsächlich mit dem Dickdarm in Verbindung, dessen wichtigste Aufgabe es ist, dem Nahrungsbrei die Flüssigkeit zu entziehen und sie dem Körper zur weiteren Verwendung zur Verfügung zu stellen.

Darmträgheit und *Verstopfung*, aber auch *Durchfall* können mit einer Störung des »Dickdarmwirbels« zu tun haben. Daher sollte man bei Verstopfung nicht gleich zur Abführpille greifen, sondern zunächst den ersten Lendenwirbel überprüfen und außerdem kontrollieren, ob man auch genug trinkt. Das empfiehlt sich übrigens auch bei Darmblutungen.

Es gibt eine ganz enge Verbindung zwischen dem 1. Lendenwirbel und dem 12. Brustwirbel, der häufig genauso gegen den 1. Lendenwirbel verschoben ist wie der 7. Halswirbel gegen den ersten Brustwirbel. Und ähnlich wie Fehlstellungen am Übergang zur Brustwirbelsäule Depressionen und Ängste verursachen können, verursachen auch Fehlstellungen am Übergang zur Lendenwirbelsäule häufig psychische Probleme. Die Menschen sind ängstlich, fürchten sich vor Neuanfängen, sei es in der Familie oder im Beruf, und halten krampfhaft an der Vergangenheit fest. Sie möchten und können sie nicht loslassen, und diese Haltung versperrt ihnen den Blick in die Zukunft. Verstopfung bei Kleinkindern hat oft damit zu tun, dass sie das, was ihnen gehört (das Ausscheidungsprodukt), nicht hergeben wollen. Sie können nicht loslassen.

Mögliche Ursachen für eine Übersäuerung des Organismus haben wir bereits angesprochen. Eine Fehlstellung des *2. Lendenwirbels* kann ebenfalls eine *Übersäuerung* bewirken, aber auch *Krämpfe* und *Verkrampfungen* im weitesten Sinne. Das kann bedeuten, dass man sich schnell verkrampft, aber auch, dass man zu *Bauchkrämpfen, Blinddarmproblemen* und *Krampfadern* neigt. Wenn keine anderen Ursachen für diese Beschwerden auszumachen sind, lohnt sich ein Blick auf den zweiten Lendenwirbel.

Eine Fehlstellung des *3. Lendenwirbels* kann unter anderem *Schwangerschaftsstörungen, Menstruationsbeschwerden, Wechseljahrsprobleme, Blasenleiden, Knieschmerzen (häufig in Verbindung mit Blasenleiden), Impotenz* und *Bettnässen* zur Folge haben.

Das große Leid jener Paare, die sich sehnlich ein Kind wünschen und es nicht bekommen, berührt immer wieder. Wie viele Anstrengungen werden da unternommen und wie viel Geld wird ausgegeben, um das ersehnte Ziel zu erreichen. Und dabei kann es unter Umständen so einfach sein.

Eine meiner (Gerda Flemmings) Patientinnen war zur Behandlung einer geringfügigen Skoliose in meine Praxis gekommen, die bereits unten an der Lendenwirbelsäule begann. Ich behandelte sie, zeigte ihr die Selbsthilfeübungen und wartete darauf, dass sie sich nach Ablauf von drei Wochen wieder melden würde. Als sie nichts von sich hören ließ, dachte ich zunächst, dass es sich wieder einmal um eine Patientin gehandelt hatte, welche die Regelmäßigkeit des Übens scheute.

Etwa vier Monate später vereinbarte sie einen neuen Termin, allerdings für ihre Schwägerin, die sich einen Hexenschuss zugezogen hatte. Zu diesem Termin kamen drei Personen: die Schwägerin, meine erste Patientin und deren Ehemann. Das Problem der Schwägerin war schnell behoben, und ich glaubte, damit sei die Sitzung beendet. Aber die drei machten keine Anstalten zu gehen, denn das Wichtigste kam erst noch.

Es stellte sich heraus, dass meine erste Patientin im vierten Monat schwanger war und dass sie sich ursprünglich gar nicht wegen der Skoliose in meine Behandlung begeben hatte, sondern wegen ihrer Kinderlosigkeit. Sie war seit sieben Jahren verheiratet, und genau so lange hatten sich ihr Mann und sie Nachwuchs gewünscht. Während eines Urlaubs in der marokkanischen Heimat ihres Mannes hatte sich die junge Frau von einer weisen Frau folgenden Rat geholt: »Du musst deinen Rücken richten, dann bekommst du auch ein Baby.« (Was zeigt, dass das Wissen um diese natürlichen Zusammenhänge in alten Kulturen noch sehr viel lebendiger ist als bei uns.)

Auf diesen Rat hin hatte sich die junge Frau in meine Behandlung begeben und ihr Ziel erreicht. Ihr Baby ist heute sechs Jahre alt und heißt Fabian.

Dies ist keineswegs der einzige Fall, in dem ungewollte Kinderlosigkeit durch Einrichten der Lendenwirbelsäule »therapiert« wurde. Kollegen, denen ich diese Erkenntnisse bei einem Treffen der Dorn-Therapeuten als ganz neu und sensationell »verkaufen« wollte, winkten zwar nicht unfreundlich, aber doch eher desinteressiert ab. So etwas gehörte schon seit Jahren zu ihrem Erfahrungsschatz!

Eine Frage, die besonders in Seminaren häufig gestellt wird, ist, ob man Schwangere nach Dorn behandeln dürfe. Hier kann man die Gegenfrage stellen: »Gibt es einen vernünftigen Grund, warum eine Schwangere Rückenschmerzen haben sollte?« Darüber hinaus leuchtet es ja wohl ein, dass sich eine gesunde, gut durchblutete Gebärmutter günstig auf jede Schwangerschaft und Geburt auswirkt. Manche Stimmen warnen davor, bei Schwangeren den dritten Lendenwirbel einzurichten, weil es durch das Einrichten zu vorzeitigen Wehen kommen kann. Andererseits kann aber gerade eine Fehlstellung dieses Wirbels zu einem verfrühten Abgang führen. Ich (Dieter Dorn) kann aus eigener jahrzehntelanger Erfahrung mit Behandlungen dieser Art nur Positives berichten. Allerdings sollten die

Dorn-Therapeuten, die solche Fälle übernehmen, wirklich über sehr viel Einfühlungsvermögen und praktische Erfahrung verfügen.

Eine Patientin (von Gerda Flemming) hatte plötzlich unter »Harnträufeln« zu leiden und ihre Lendenwirbelsäule schmerzte sehr. Die Untersuchung ergab, dass der dritte und der vierte Lendenwirbel gegeneinander verschoben waren, das heißt, einer stand nach links heraus, der andere nach rechts. Nachdem dieser Schaden behoben worden war, hörte auch das Tröpfeln auf, selbst im Liegen. Darüber war die Patientin sehr glücklich. Sie hatte sich nämlich kaum noch entspannt hinzulegen getraut, weil sich der Harnfluss im Liegen grundsätzlich verstärkt hatte.

Auch wenn Kinder nachts ins Bett machen, obwohl sie eigentlich zu alt dazu sind, steckt nicht immer ein psychisches Trauma dahinter. Es lohnt sich auf jeden Fall, einen Blick sowohl auf den 3. Lendenwirbel als auch auf den 10. und 11. Brustwirbel zu werfen, die Wirbel, die für die Nieren »zuständig« sind.

Eine Patientin hatte nach der Behandlung ihres Rückens auch noch auf ihr schon seit langem schmerzendes Knie hingewiesen. Das Knie war deutlich geschwollen, aber die Übung für das Kniegelenk hatte nicht den geringsten Erfolg. Dennoch war etwa eine Viertelstunde nach der Rückenbehandlung der Schmerz plötzlich völlig verschwunden. Die Schwellung war zwar noch zu sehen, aber die Patientin konnte wieder richtig auftreten und schmerzfrei gehen. Nach unserem westlichen Medizinverständnis ist das eigentlich nicht möglich, denn es gibt weder Nervenverbindungen zwischen dem Knie und der oberen Brustwirbelsäule, noch lässt sich ein Zusammenhang über die Muskulatur herstellen. Die traditionelle chinesische Medizin hat jedoch eine Erklärung: Der Blasenmeridian verläuft in einem Abstand von etwa anderthalb Zentimetern rechts und links der Dornfortsätze und von da über die Knie bis in die kleinen Zehen. Während der Diagnosestellung von der Halswirbelsäule bis hinunter zum Kreuzbein und auch während der Behandlung berühren wir genau diesen Meridian mit seinen verschiedenen Druckpunkten.

Üble Folge eines verrutschten *4. Lendenwirbels* kann ein *Ischiasanfall* oder auch ein *Hexenschuss* sein, aber auch *Prostatastörungen* und *schmerzhaftes* oder zu *häufiges Harnlassen* können mit einer Fehlstellung dieses Wirbels in Zusammenhang gebracht werden.

Der gefürchtete *Hexenschuss* ist zwar äußerst schmerzhaft, gehört aber eigentlich zu den Selbstregulierungsmechanismen des Körpers. Dabei passiert folgendes: Ein Wirbel verrutscht, beispielsweise durch eine ungeschickte Bewegung. Die Muskeln, die für den richtigen Sitz dieses Wirbels verantwortlich sind, greifen blitzschnell zu und halten ihn fest, was zur Folge hat, dass der arme Mensch schmerzhaft und unglücklich verzogen, meist sogar verkrümmt, dasteht und sich nicht mehr zu bewegen traut.

Dieser Zustand wird meistens mit einer entspannenden Spritze behoben. Wenn ein Dorn-Therapeut in der Nähe ist, kann er Ihnen mit einem einzigen Daumendruck helfen. Dabei kann es einen ganz kurzen Schmerz geben, wenn der Wirbel wieder in seine ursprüngliche Position zurückrutscht.

Denkbar ist auch, dass Sie sich selbst behandeln, indem Sie sich mit dem schmerzenden Wirbel an eine Türkante lehnen und ihn am Dornfortsatz richten. Diese Übung werden Sie im Kapitel »Vorbeugen und Selbsthilfe« noch ausführlicher kennen lernen (siehe Seite 154).

Wenn Sie Ihre Lendenwirbelsäule behandeln, schwingen Sie immer mit einem Bein aus der Hüfte heraus, und zwar bewegen Sie das Bein, in dessen Richtung Sie den Wirbel schieben. Wenn die unangenehme Stelle links war, müssen Sie den Dornfortsatz des betreffenden Wirbels nach rechts drücken. Daher schwingen Sie mit dem rechten Bein. Auch bei der nächsten Übung schwingen Sie die Beine, diesmal allerdings im Liegen.

Legen Sie sich auf eine *harte Unterlage* (einen Tisch oder eine Bank, denn das Bett oder ein Sofa sind zu weich) und rutschen Sie nach unten, bis Kopf und Körper gut aufliegen, während Sie am Gesäß das Gefühl haben, gleich abzukippen. Mit den Händen halten Sie sich fest. Nun schwingen Sie die Beine, gestreckt auf und ab. Dadurch kommen die Wirbel in Bewegung und vor allem Kreuzbein, Steißbein und Becken können in ihre ursprüngliche Position zurückkehren.

Wenn es Ihnen angenehmer ist, können Sie den Oberkörper auch ein wenig erhöht lagern. Die Übung ist auch wirksam und nicht ganz so anstrengend, wenn Sie beim Pendeln der Beine die Knie anwinkeln. Sie eignet sich hervorragend zur Vorbeugung und für Menschen, die nach vorn gebeugt sind, also nicht mehr ganz gerade stehen können. Darüber hinaus stärkt sie die Bauchmuskulatur.

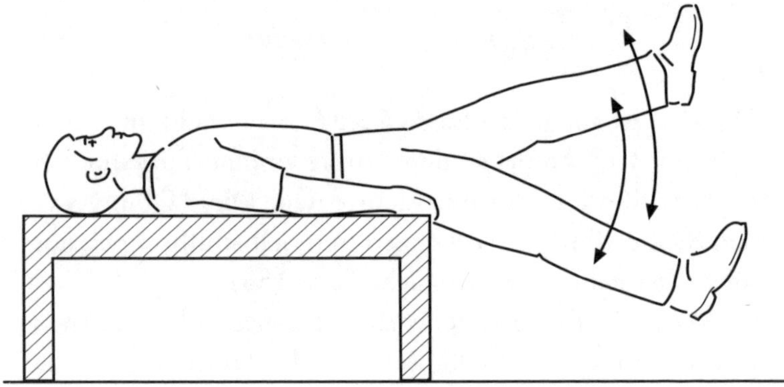

Abbildung 40

Ich (Gerda Flemming) hatte diese Übung stets als für mich zu schwierig abgelehnt. Doch eines Tages wurde ich im Urlaub auf den Orkneys mitten in der wunderschönen Natur von einem *Ischiasanfall* heimgesucht. Nun konnte ich sehr gut verstehen, warum man in einem solchen Fall den Arzt aufsucht, um sich eine Spritze geben zu lassen. Vielleicht hätte ich das auch getan, wenn einer in der Nähe gewesen wäre. Es gab aber nur eine Bank. Sie stand direkt am Meeresstrand und ihr Anblick brachte mich auf die Idee, es doch einmal mit dieser Übung zu versuchen. Es gab einen kurzen Schmerz, ein leises Knacken – und die Schmerzen waren weg. Was war geschehen? Durch die Bewegung war der vierte oder fünfte Lendenwirbel wieder in seine ursprüngliche Position zurück geglitten, und der Ischiasnerv war wieder frei.

Der Ischiasnerv ist ein sehr kräftiger und sehr langer Nerv, der beim Verrutschen der genannten Wirbel eingeklemmt werden und höllische Schmerzen verursachen kann. Er schmerzt entweder auf seiner ganzen Länge, von der Pobacke bis zum großen Zeh oder zu den kleinen Zehen, oder auch nur abschnittweise an bestimmten Stellen, beispielsweise an der Wade, am Schienbein oder an der Pobacke.

Leider kann sich dieser Schmerz nach einem Ischiasanfall immer wieder melden kann, auch wenn die Wirbel in Ordnung sind. Das geschieht deshalb, weil der Ischiasnerv zwischen zwei Muskeln verläuft, die sich wegen der Schmerzen anspannen. Und eben diese Spannung kann später wieder auftreten, zum Beispiel bei Kälte oder wenn Sie gehetzt sind oder unglücklich. Ja, auch dann. Stress, Ärger und trübe Gedanken können dazu führen, dass die Muskeln sich wieder verspannen und nun ihrerseits den Ischiasnerv »in die Zange nehmen«. Dann schmerzt die Pobacke genauso wie bei einem »echten« Ischiasanfall. Da muss dann allerdings ein erfahrener Dorn-Therapeut oder ein Masseur her. Er kann die verhärteten Muskeln mit den Daumen fühlen und sie mittels Akupressur wieder elastisch »drücken«. Das geht nicht ganz ohne Schmerzen ab. Aber bis jetzt waren alle Patienten bereit, diese schmerzhafte Prozedur, die auch nur ein paar Minuten dauert, über sich ergehen zu lassen, damit sie später ihre Ruhe hatten. Der Schmerz muss sich zunächst »spitz« anfühlen. Nach einiger Zeit verwandelt er sich, wird stumpfer und verlässt den Ort des Geschehens schließlich in Wellen.

Für *Durchblutungsstörungen der Unterschenkel und Füße* kommen verschiedene Ursachen in Frage. Recht oft ist ein blockierter *5. Lendenwirbel* der Übeltäter. Auch bei Mastdarmbeschwerden wie Afterjucken und Hämorrhoiden liegt meist eine Irritation des fünften Lendenwirbels vor.

Tipp für Therapeuten

- Schmerzen in der Lendenwirbel-Gegend führen fast immer dazu, dass die Gesäßmuskulatur schmerzhaft verhärtet ist. Massieren Sie diese Muskeln vor der Behandlung mit Öl weich.

Becken, Kreuzbein und Steißbein

Das *Kreuzbein (Os sacrum)* liegt am unteren Ende der Wirbelsäule, ist mit dem letzten Lendenwirbel gelenkig verbunden und sieht ungefähr aus wie ein auf die Spitze gestellten Dreieck (Abb. 41 und 42).

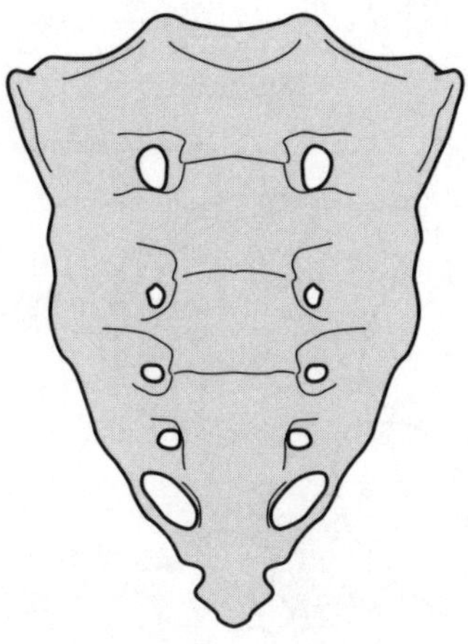

Abbildung 41
Kreuzbein von vorn

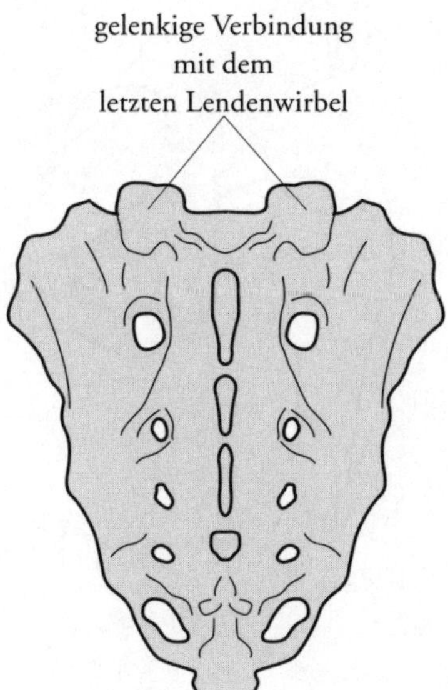

Abbildung 42
Kreuzbein von hinten

Das Kreuzbein ist ein Teil des knöchernen Beckens, das außerdem aus den beiden Hüftbeinen und dem Steißbein besteht, das sich unmittelbar an das Kreuzbein anschließt. Zwischen dem 6. und dem 16. Lebensjahr wachsen die beiden Hüftbeine zu einem Knochen zusammen. Wenn man es von außen betrachtet, ist das Kreuzbein teilweise von den beiden Beckenschaufeln verdeckt. Deshalb werfen wir zunächst einen Blick in das Becken und interessieren uns zunächst für das *Iliosakralgelenk*.

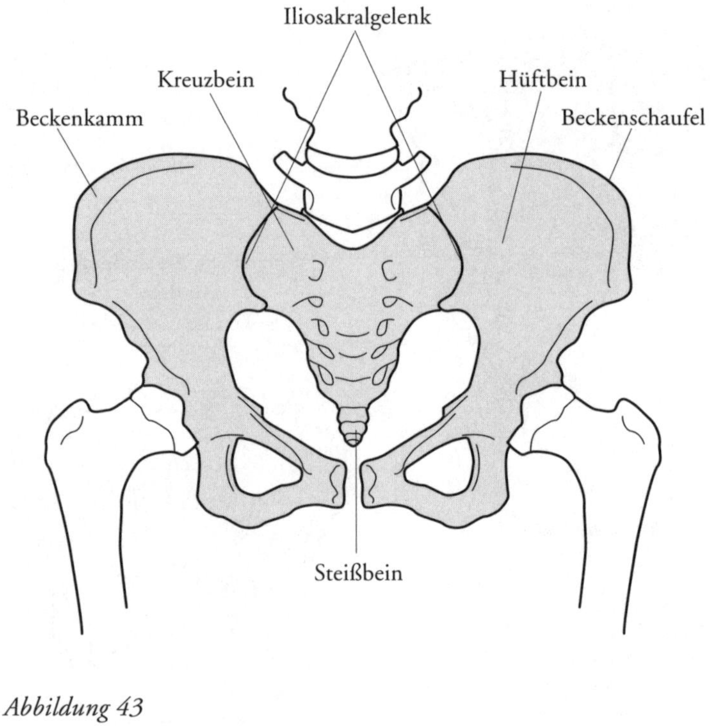

Abbildung 43

Dabei handelt es sich genau genommen gar nicht um ein Gelenk, also nicht um eine Stelle, an der zwei Knochen beweglich miteinander verbunden sind, sondern vielmehr um eine Knorpelverbindung. Beim Säugling ist diese Verbindung noch sehr elastisch, und zwar vor allem, um die Passage durch den Geburtskanal zu erleichtern. Im Laufe der Kindheit bis zur Pubertät verfestigt sich das Becken zu einem nahezu einheitlichen Knochengebilde. Und eigentlich sollten sich diese Knochen später nicht mehr gegeneinander verschieben, ähnlich wie die Schädelknochen, die beim Säugling ja auch noch verformbar sind und erst später miteinander verwachsen.

Manchmal gerät das Becken jedoch in eine Schiefstellung, die nicht nur den berüchtigten Ischiasanfall auslöst, sondern auch das Kreuzbein-Darmbeingelenk (Iliosakralgelenk) in Mitleidenschaft zieht. Dies ist sehr schmerzhaft, aber der Schmerz unterscheidet sich deutlich vom Ischiasschmerz. Der Ischiasschmerz ist ein Ausstrahlungsschmerz, während das Iliosakralgelenk direkt am Ort des Geschehens schmerzt. Das spüren Sie auf dem Beckenkamm. Wenn der Schaden schon längere Zeit besteht, kann der Schmerz allerdings auch bis in den Schritt des gegenüberliegenden Beins ausstrahlen.

Eine schnelle Behandlung empfiehlt sich vor allen Dingen, damit sich nicht auch noch die Muskulatur verspannt. Wenn nämlich erst einmal alle Muskeln bis hinunter zur Kniescheibe oder sogar bis in die Wade verhärtet sind, kann es einige Zeit dauern, bis Sie sich wieder schmerzfrei bewegen können.

Behandelt wird dieses »Gelenk«, indem man Druck auf die Beckenschaufel ausübt. Auch ein schief stehendes *Kreuzbein* wird nicht gerichtet, indem man direkt darauf drückt, sondern durch Druck auf die Beckenschaufel. Dieser Druck bewirkt, dass das Kreuzbein von innen zur gegenüberliegenden Beckenseite geschoben wird.

Es ist nicht Erfolg versprechend, das Kreuzbein und das Steißbein behandeln zu wollen, bevor die Beckenschaufeln parallelisiert wurden. Danach richten sich Kreuzbein und Steißbein eigentlich von selbst.

Wie Sie beim Messen der Beine (siehe Seite 38) gesehen haben, deutet eine bestimmte Fußstellung bereits auf einen *Beckenschiefstand* hin. Einen Beckenschiefstand kann man außerdem diagnostizieren, indem man die Lage der beiden Beckenkämme miteinander vergleicht.

Gemessen wird das am stehenden und leicht nach vorn gebeugten Patienten. Wenn man beide Daumen auf die Beckenkämme legt und an ihnen entlangfährt, kann man an den Handkanten ablesen, ob eine Seite des Beckens höher steht als die andere. Man braucht allerdings viel therapeutische Erfahrung und ein gutes Augenmaß, um die Differenz von oft nur wenigen Millimetern – selten einem Zentimeter – auszumachen.

Ein einseitig nach vorn stehendes Becken kann man auch am sitzenden Patienten diagnostizieren. Wichtig ist dabei, dass der Patient ganz gerade auf einem Stuhl sitzt. Der untere Rücken hat festen Halt an der Stuhllehne, und die Füße stehen wirklich millimetergleich nebeneinander. Nun legt der Therapeut seine flache Hand vor die Kniescheiben des Patienten und kann so feststellen, ob ein Knie weiter vorsteht als das andere. Das hat nämlich in den allermeisten Fällen nichts mit unterschiedlich langen Beinen zu tun.

Die Ursachen für einen Beckenschiefstand sind nicht immer bekannt. Oft ist eine einseitige Haltung dafür verantwortlich, und meistens schieben die ungleich langen Beine das Becken hoch und bringen den ganzen Körper in die Schieflage.

Zum *Einrichten der Beckenschaufeln* stellt sich der Therapeut hinter den Patienten und drückt mit der flachen Hand leicht nach oben und außen auf die nach hinten stehende Beckenschaufel, während er mit der anderen Hand auf der Vorderseite des Beckens dagegenhält. Der Patient stützt sich auf einem Tisch oder Stuhl ab und pendelt während der ganzen Prozedur mit dem gegenüberliegenden Bein. Das heißt: Wenn Druck auf die rechte Beckenseite ausgeübt wird, pendelt der Patient mit dem linken Bein und umgekehrt. Wenn danach die gegenüberliegende Beckenseite vorsteht, wird auch diese behandelt, bis beide Beckenschaufeln gleich stehen.

Nach dieser Behandlung empfiehlt es sich, anfangs immer ein Keilkissen oder ein anderes festes Kissen auf den Stuhl zu legen, um die noch überdehnte Muskulatur im Gesäßbereich zu unterstützen. Kontrollieren Sie auch Ihr Verhalten. Achten Sie beispielsweise darauf, die Beine nicht übereinander zu schlagen, denn dabei werden die Muskeln immer wieder gedehnt. Wenn der linke Teil des Beckens zu schonen ist, sollten Sie sich nicht nach rechts bücken und sich auch beim Arbeiten mit einer Schaufel, einem Besen oder Staubsauger immer nach links orientieren. Für den rechten Teil des Beckens gilt dies natürlich umgekehrt.

Achten Sie zunächst darauf, dass Ihre Beine gleich lang sind und es auch bleiben.

Das nach hinten verschobene Becken können Sie relativ leicht selbst richten. Stellen Sie sich in einen Türrahmen und drücken Sie mit der hervorstehenden Beckenschaufel gegen die Zarge. Die erforderliche Muskelbewegung erreichen Sie, indem Sie mit dem gegenüberliegenden Bein aus der Hüfte heraus vor und zurück schwingen. Diese Übung an einem Türrahmen durchzuführen, hat den Vorteil, dass Sie sich mit den Händen an der gegenüberliegenden Seite des Rahmens abstützen und somit den Druck verstärken können. Schmerzen sollten Sie sich allerdings nicht zufügen. Es kommt mehr darauf an, dass Sie Geduld mit sich selbst haben und vor allem ausdauernd üben.

Tipps für Therapeuten

- An verschiedenen Stellen haben wir auf die psychische Komponente einer Erkrankung hingewiesen. Für uns als Therapeuten empfiehlt sich jedoch gerade hier eine äußerst defensive Vorgehensweise. Auch wenn für den Therapeuten alles klar auf der Hand liegt, sollte er diese ganz wichtige Sicht der Dinge von sich aus nicht zur Sprache bringen. Warten Sie ab, bis Ihre Patienten fragen, denn erst dann sind sie innerlich bereit, nicht nur zuzuhören, sondern auch eventuelle Veränderung in ihrem Leben oder Verhalten zuzulassen.

- Weisen Sie Ihre Patienten darauf hin, wie man Rückenschmerzen wirksam vorbeugen kann.

- Erklären Sie die Selbsthilfeübungen nicht nur mit Worten, sondern machen Sie sie vor und lassen Sie sie vom Patienten nachmachen. Bitte seien Sie erst zufrieden, wenn Sie ganz sicher sind, dass der Patient die Übung richtig macht.

- Wenn Sie nicht sorgfältig genug arbeiten, schaden Sie einerseits dem Ruf der Methode Dorn, aber noch mehr sich selbst. Der dauerhafte Erfolg, der Ihren guten Namen begründet, bleibt dann nämlich aus.

- Ich (Dieter Dorn) lege großen Wert darauf, dass es sich bei meiner Methode der sanften Wirbelsäulen- und Gelenktherapie nicht um eine Therapie handelt, sondern eben um eine *Methode.* Das bedeutet, dass Sie als Therapeut eine ganz wichtige Rolle spielen, die allerdings neu definiert werden muss. Sie wissen, dass Sie einen Menschen nicht heilen können. Sie können lediglich Reize setzen, Richtungen zeigen und Anregungen geben. Den richtigen Weg müssen die Menschen, die Ihre Hilfe suchen, selbst gehen.

- Und das sind Ihre Aufgaben als Therapeut: Störungen an der gesamten Wirbelsäule sowie an einzelnen Wirbeln gewissenhaft aufspüren; die Beinlängen genau diagnostizieren und korrigieren; die Halswirbelsäule richten; Fehlstellungen in der Brust-

und auch in der Lendenwirbelsäule bemerken; eine Skoliose erkennen und auch Fehlstellungen des Beckens und des Kreuzbeins richten. Außerdem erkennen Sie die Ursachen von Fehlstellungen und wissen auch um deren psychische Hintergründe. Dieses Wissen werden Sie Ihren Patienten jedoch niemals aufdrängen.

- Eines kann nicht eindringlich genug gesagt werden: *Sie helfen den Menschen, sich selbst zu helfen. Nicht mehr, aber auch nicht weniger!*

Vorbeugung und Selbsthilfe

Vorbeugen ist besser als heilen. Das heißt natürlich nicht, dass Sie sich bei allen möglichen alltäglichen Verrichtungen vorbeugen, sprich hinunterbeugen, müssen. Eigentlich klar, und doch sind wir öfter dazu gezwungen, als wir denken.

Sicherlich kennen auch Sie mindestens einen alten Menschen, der auf einen Rollwagen angewiesen ist, um sich sicher vorwärts zu bewegen. Diese Gehhilfen sind ungeheuer praktisch. Sie haben einen integrierten Einkaufskorb, Griffe zum Abstützen, und manchmal sogar einen Sitz, den man nutzen kann, wenn der Weg doch ein wenig zu weit war und gerade keine Bank zum Ausruhen einlädt. Doch leider sind sie alle für Menschen konstruiert, die maximal 1,60 Meter groß sind. Größer darf man nicht sein, wenn man diese segensreiche Hilfe nutzen möchte, ohne Rückenschmerzen zu bekommen.

Es müsste doch möglich sein, die Haltegriffe so zu konstruieren, dass sie jeder Körpergröße angepasst werden können. Das gilt natürlich auch für die Griffe von Rollstühlen und Kinderwagen sowie für sämtliche Arbeitsplatten. Achten Sie darauf, dass Ihr Sitz- oder Stehplatz und die dazugehörige Arbeitsplatte stets zu Ihrer Körpergröße passen. Wenn Sie größer als 1,70 Meter sind, sollten Sie auch in der Küche einen höheren Sockel unter Ihren Möbeln haben, denn sonst müssen Sie sich bei allen Arbeiten ein wenig bücken.

Abgesehen davon, dass Sie im Alltag tunlichst darauf achten sollten, sich nicht ständig nach vorne beugen zu müssen, können Sie Ihrem Rücken noch so manches Gute tun. Rückenschwimmen, möglichst im warmen Wasser; ist sicherlich eine der besten Übungen. Sie können auch eine so genannte Rückenschule besuchen, ein Seminar, in dem Sie den richtigen Umgang mit dem eigenen Stützapparat systematisch erlernen, und vieles mehr. Doch all das bleibt Stückwerk und bringt Sie nicht viel weiter, wenn die Basis nicht stimmt. Und die Basis sind Ihre Beine, die nun einmal gleich lang sein müssen, damit die Statik stimmt. Wenn dann auch noch das Becken mit Kreuzbein und Steißbein und alle Wirbel bis hinauf zum Atlas in der richtigen Position sind und die Muskulatur elastisch ist, gibt es keinen Grund mehr für Rückenbeschwerden, vorausgesetzt, Sie machen regelmäßig die Selbsthilfeübungen, die Ihr Dorn-Therapeut Ihnen gezeigt hat.

Nahrung für die Bandscheiben

Als Bandscheibe (*Discus intervertebralis*) bezeichnet man die knorpelige Verbindung zwischen zwei Wirbelkörpern (Abb. 44). Eine Bandscheibe besteht aus einem knorpeligen äußeren Ring (*Annulus fibrosus*) und einem inneren Gallertkern (*Nucleus pulposus*), der sie ganz besonders elastisch macht. Dieser feuchte Kern macht jede Bewegung des Skeletts mit. Er rutscht sozusagen von vorn nach hinten und von rechts nach links. Die Beweglichkeit des Körpers hängt somit in hohem Maße vom Zustand der Bandscheiben ab. Beispielsweise helfen sie bei Sprüngen oder Stößen, den Kopf abzufedern und das Gehirn zu schützen.

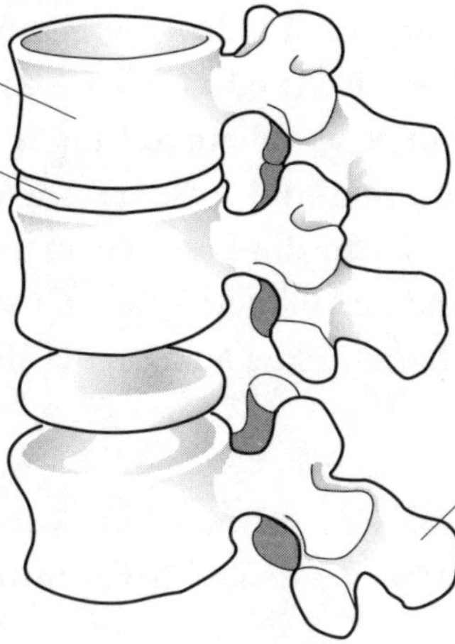

Abbildung 44

Schmerzen in der Bandscheibe selbst kann es nicht geben, weil die Bandscheiben weder von Nerven noch von Blutgefäßen durchzogen sind. Demnach werden sie auch nicht über die Blutgefäße ernährt wie andere Teile des Körpers, sondern sie nehmen ihre Nahrung ausschließlich durch Diffusion auf, das heißt, die Nährstoffe dringen sehr langsam von außen ein. Das ist vergleichbar mit der Art wie Nährstoffe von den Poren der Haut aufgenommen werden. Es ist ja auch nicht möglich, beispielsweise eine Feuchtigkeitsmilch in die Poren zu schütten, sondern man muss warten, bis sie eingezogen ist. Auch an einem Löschblatt können Sie gut sehen, wie dieser Ernährungsvorgang vonstatten geht. Es saugt sich allmählich voll, wenn man es lange genug liegen lässt. Die Ernährungslage der Bandscheiben ist also ganz entscheidend vom Geschehen in der Umgebung abhängig.

Bandscheiben bestehen zu achtzig Prozent aus Wasser. Das bedeutet, dass sie ganz besonders leiden, wenn man zu wenig trinkt. Außerdem danken sie einem ein Verhalten, das ihnen die Möglichkeit gibt, sich ausreichend zu ernähren. Dabei kommt es vor allem auf die richtige Mischung zwischen Entspannung und Anspannung an. Es gibt Körperhaltungen, in denen die Bandscheiben Flüssigkeit aufnehmen, und andere, in denen sie Flüssigkeit abgeben. Achten Sie also darauf, dass letztere bei Ihnen nicht überwiegen.

Am meisten Flüssigkeit nehmen die Bandscheiben in liegenden oder halbliegenden Körperpositionen auf, zum Beispiel:

- im Liegen mit flach gelagertem Oberkörper und hoch liegenden Beinen,
- im ganz flachen Liegen,
- im sehr bequemen Liegen mit leicht diagonal gelagertem Oberkörper, etwa in einem Fernsehsessel oder in einer Sonnenliege.

In den folgenden Haltungen geben die Bandscheiben Flüssigkeit ab:

- im Stehen,
- beim Bücken,
- im Sitzen,
- beim Sitzen in gekrümmter Haltung
- und ganz besonders beim Heben eines schweren Gewichtes in gebückter Haltung.

Diese Körperhaltungen stellen teilweise eine extrem hohe Belastung für die Bandscheiben dar und bewirken, dass sie wie Schwämme ausgepresst werden. Wenn Sie gezwungen sind, sich oft »bandscheibenunfreundlich« zu verhalten, sollten Sie unbedingt darauf achten, zwischendurch Pausen einzulegen und eine »bandscheibenfreundliche« Körperhaltung einzunehmen. Es ist übrigens nicht so, dass die Bandscheiben um so mehr Flüssigkeit aufnehmen, je länger Sie liegen. Vielmehr kommt es, wie schon gesagt, auf die richtige Mischung zwischen Anspannung und Entspannung an. Viel trinken sollten Sie zudem natürlich in jedem Fall.

Und was ist mit der »Abnutzung«? Natürlich ist es eine Tatsache, dass die Zellerneuerung bei einem alten Menschen langsamer vonstatten geht als bei einem jungen. Wenn das nicht so wäre, wären die Menschen vermutlich unsterblich. Aber es kann ja wohl nicht sein, dass ein Mensch in den mittleren Jahren unter Bandscheiben-Degeneration leidet, nur weil sein Rücken schmerzt. Bandscheiben können sich nur »abnutzen«, wenn die Wirbel über oder unter der entsprechenden Bandscheibe schief stehen, weil sie verrutscht sind, und dieser Zustand schon über einen längeren Zeitraum besteht. Sobald die Wirbel gerichtet sind, können sich die Bandscheiben in jedem Alter erholen.

Der Österreicher Rudolf Breuß hat eine Massage entwickelt, die in erster Linie der Ernährung der Bandscheiben dient. Massiert wird mit Johanniskrautöl (Rezept siehe Seite 174), das von außen in die Bandscheiben dringt, wo es aufgenommen wird wie Wasser von einem trockenen Schwamm. Breuß selbst schildert sehr gut nachvollziehbar, wie er unzählige kranke Bandscheiben mit seiner Massage geheilt hat.

Massagebehandlung nach Breuß

1. Schmerzprobe

Der Patient liegt locker und entspannt auf dem Bauch. Die Arme liegen neben dem Körper, die Handflächen zeigen nach oben oder innen. Zunächst tastet der Massierende die Wirbelsäule nach schmerzenden Stellen ab. Wenn es Stellen gibt, die sehr stark schmerzen, verbietet sich das Massieren ganz von selbst. Denn auch hier gilt das Gebot, nicht über die Schmerzgrenze des Patienten zu gehen. Außerdem muss bei Schmerzen geklärt werden, ob der Patient Osteoporose hat. Dann sollte die Massage unterbleiben.

2. Strecken des Kreuzbeins

Nun streckt der Therapeut das Kreuzbein in der Weise, dass er mit Zeige- und Mittelfinger und dem Handballen der Massagehand unter leichtem Druck von oben nach unten über das Kreuzbein fährt. Die zweite Hand liegt quer vor der Massagehand, um ein ruckartiges Abgleiten zu verhindern. Dies tut er ca. sechsmal.

3. Einölen

Anschließend wird der Rücken vom ersten Halswirbel bis zum Steißbein gut mit Johanniskrautöl eingerieben.

4. Einrichten der Wirbelsäule

Wieder beginnt der Therapeut wie bei Schritt 2 am Kreuzbein, er führt Zeige- und Mittelfinger beidseits der Dornfortsätze von oben nach unten und übt mit dem Handballen ebenso wie mit den beiden Fingern einen Druck auf die Wirbelsäule aus, den der Patient als angenehm empfinden muss.

Jedesmal, wenn der Handballen das Steißbein erreicht hat, fährt er – die Finger bleiben dabei auf der Haut liegen – mit der Hand wieder ein Stück weiter nach oben, so dass er nach ca. sechs bis neun Ansätzen die Halswirbelsäule erreicht hat. So werden zwei oder drei Durchgänge gemacht.

5. Massage

Breuß beschreibt die nun folgende Massage so: Mit beiden Händen und gestreckten Fingern (die Finger zeigen zum Kopf des Patienten) arbeitet man sich, am Gesäß beginnend, stufenweise nach oben bis zum Nacken, und zwar in Ovalen. Jedes Oval beginnt am Gesäß (Kreuzbein), führt von dort nach außen und oben und gleitet rechts und links an der Wirbelsäule wieder nach unten. Die Ovale werden immer größer, bis sie schließlich vom Gesäß bis zum Nacken reichen. Insgesamt besteht die Massage aus sechs bis zehn Durchgängen.

6. Ziehen

Dieser Schritt ist im Wesentlichen der Gleiche wie der vorhergehende, nur dass die Hände nicht mehr die Ovale beschreiben, sondern direkt neben der Wirbelsäule wieder nach oben geführt werden. Auch hier arbeitet man sich in sechs bis neun Schritten jeweils immer höher beginnend vom Kreuzbein bis zur Halswirbelsäule.

7. Seidenpapier auflegen

Nun legt man einen Seidenpapierstreifen (20 x 80 Zentimeter, aus dem Bastelgeschäft) über die gesamte Wirbelsäule. Die glänzende Seite des Papiers soll auf der Haut des Patienten aufliegen.

8. Magnetisieren

Breuß bezeichnet das anschließende Ausstreichen und Entkrampfen als »Magnetisieren«. Man streicht dazu sechsmal mit langen, nicht unterbrochenen Strichen von den Halswirbeln bis zum Steißbein über das Seidenpapier hinweg. Die Einzelstriche werden in der Luft beendet, wobei die Hände jeweils über die Füße des Patienten hinaus geführt und ausgeschleudert werden. Anschließend wird das Papier aufgenommen und so aufgelegt, dass es bis über den Kopf des Patienten reicht. Mit sechs bis acht ruckartigen Bewegungen beider Hände lässt man dann das Papier wieder nach unten wandern, bis es wieder so liegt wie zuvor. Dann legen Sie ein Handtuch darüber.

Dann werden die Hände auf die Wirbelsäulenmitte gelegt, die eine auf das Kreuzbein, die andere Hand auf die Lendenwirbelsäule. Die Finger zeigen dabei zum Kopf des Patienten. Vorher dürfen die Hände aufgeladen werden (kräftig aneinander reiben). Die Hände bleiben eine bis zwei Minuten lang auf der Stelle liegen, bis der Behandler eine Reaktion bemerkt, zum Beispiel eine angenehme Wärme, ein Prickeln, ein Vibrieren und so weiter.

Im Anschluss daran wird die Wirbelsäule energetisch wieder geschlossen, indem der Massierende eine Hand auf die Halswirbelsäule legt und die andere auf das Kreuzbein. Die Fingerspitzen beider Hände zeigen dabei in Richtung Kopf.

9. Erneutes Strecken des Kreuzbeins

Nachdem das Handtuch und das Seidenpapier entfernt wurden, wird das Strecken des Kreuzbeins (Schritt 2) wiederholt.

10. Ruhephase
Zum Schluss wird der Patient mit dem Handtuch und einer Decke zugedeckt und gebeten, solange liegen zu bleiben, wie es ihm angenehm ist. Die meisten Menschen empfinden diese Ruhephase nach der Behandlung als besonders wohltuend.

Einseitigkeit vermeiden

Die meisten Menschen in unserem Land sind Rechtshänder, oft sogar extreme Rechtshänder. Das heißt, dass sie so gut wie alle Tätigkeiten mit der rechten Hand verrichten. Das hat Folgen für die Rückenmuskulatur und damit auch für die Wirbelsäule.

Bei einem Rechtshänder sind die Muskeln auf der rechten Seite der oberen Körperhälfte gedehnt bis angespannt oder auch verspannt, während sie sich auf der linken Seite des Oberkörpers verkürzt haben. Daraus folgt früher oder später in der oberen Körperregion eine Verschiebung der Wirbelsäule nach rechts. Die damit einhergehende Verschiebung nach links in der unteren Körperregion sowie die angespannte, weil längere Muskulatur links und die Verkürzung rechts kommt daher, dass sich ein extremer Rechtshänder auch fast nur nach rechts bückt. Angedeutet ist hier auch, dass das Becken schief steht und eine dadurch verursachte Lockerung des Hüftgelenks meist rechts auftritt.

Rückenschmerzen können Sie also auch vermeiden, indem Sie sich darum bemühen, so oft wie möglich beide Hände zu benutzen. Es gibt viele Tätigkeiten, die Sie auch genauso gut mit der anderen Hand erledigen können. Damit tragen Sie wesentlich zur Ausgeglichenheit bei und behalten oder erwerben eine gerade Körperhaltung.

Es gibt natürlich Berufe, die dazu zwingen, ausschließlich die rechte (oder linke) Hand zu benutzen. Ein Lehrer muss mit der rechten oder linken Hand an die Tafel schreiben und auch ein Anstreicher oder Fensterputzer muss den ganzen Tag seine stärkere Hand einsetzen, weil er seinen Arbeitstag sonst wohl kaum bewältigen könnte. In diesen Fällen ist es leicht nachvollziehbar, dass die einseitige Haltung irgendwann zu einer seitlichen Verkrümmung der Wirbelsäule führen kann. Doch auch hier gibt es eine Lösung. Sie besteht darin, darauf zu achten, dass die Schulter beim Arbeiten möglichst waagerecht bleibt.

Wenn man beispielsweise Rechtshänder ist und demnach das Werkzeug in der rechten Hand hält, tritt man so nah wie möglich an die Tafel, die zu streichende Wand oder das zu putzende Fenster heran, streckt den linken Arm so weit wie möglich nach oben und stützt sich mit der linken Hand ab. Damit liegt die Arbeitshand (hier die rechte) automatisch niedriger, und die Schulter bleibt waagerecht beziehungsweise ist zum Ausgleich auch einmal links höher als rechts.

Richtig sitzen, richtig gehen

Achten Sie im Sitzen stets darauf, dass Ihre Rückenmuskulatur nicht erschlafft. Setzen Sie sich möglichst auf ein hinten erhöhtes Keilkissen, damit Oberschenkel und Unterschenkel einen so genannten stumpfen Winkel bilden. In dieser Sitzhaltung (Abb. 45) wird Ihre Rückenmuskulatur gefordert und gekräftigt.

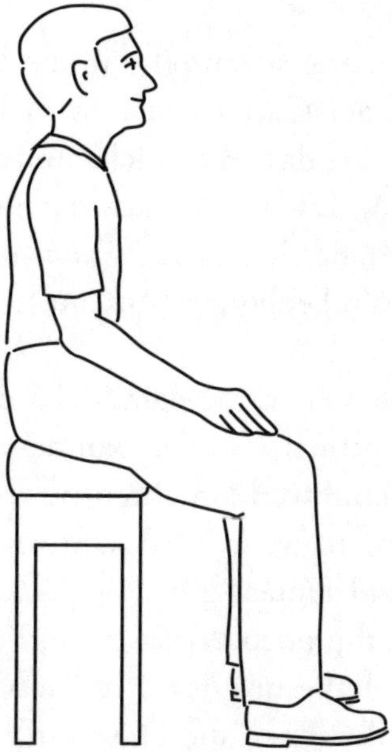

Abbildung 45

Abbildung 46

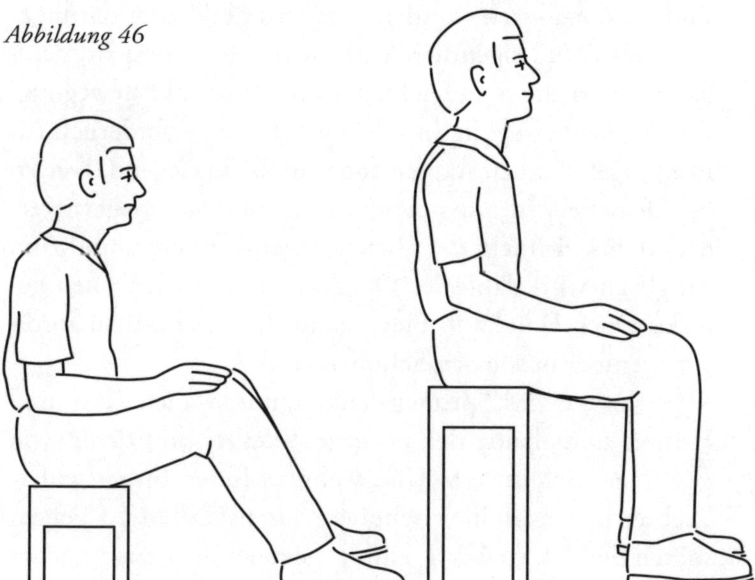

Wenn Sie zu niedrig sitzen oder in die Hocke gehen, beispielsweise bei der Gartenarbeit, wird Ihr Rücken rund, was zur Folge hat, dass die Rückenmuskulatur verspannt ist und verhärtet. Das ist oft auch dann der Fall, wenn Sie vermeintlich gerade sitzen, weil Ober- und Unterschenkel einen rechten Winkel bilden (Abb. 46).

Und schließlich sollten Sie darauf achten, dass Ihre Füße beim Gehen optimal abrollen können und nicht durch unpassendes Schuhwerk in ihrer Bewegungsfreiheit eingeschränkt werden. Manchmal kann man kaum glauben, dass es genügend Frauen gibt, die dafür sorgen, dass sich bestimmte Schuhmoden durchsetzen. Früher waren es die allzu spitzen Schuhe mit den allzu dünnen und allzu hohen Absätzen, die ihnen die Füße verformt haben. Heute sind es Schuhe mit Plateau-Sohlen, die so steif und dick sind, dass man sich wundert, wie frau überhaupt darin gehen kann. Und eigentlich kann sie das ja auch nicht, denn das Wort »gehen« bezeichnet wohl kaum die Bewegung, die zur Fortbewegung in solchen Schuhen erforderlich ist. Die jungen Damen stapfen eher durch die Gegend. Der Po mit dem Becken muss extrem nach hinten verlagert werden, damit sie nicht das Gleichgewicht verlieren, und zum Ausgleich wird dann der Oberkörper steif nach oben gereckt. Doch Hand aufs Herz, kann Ihr Fuß bequem abrollen, wenn er in solchen Schuhen steckt?

Nicht nur das Sprunggelenk, sondern auch Knie und Hüften und damit der gesamte Rücken profitieren von gesundem Schuhwerk. Und wenn es Ihnen bisher widerstrebte, in Gesundheitsschuhen durchs Leben zu gehen, sollten Sie sich vielleicht einmal genauer über das Angebot an Schuhen informieren, die gesund sind und dennoch gut aussehen. Die gibt es nämlich auch und in letzter Zeit sogar immer mehr. Fragen Sie in Ihrem Schuhgeschäft danach und kaufen Sie einfach keine unbequemen Schuhe mehr.

Achten Sie ganz besonders beim Kauf von Kinderschuhen auf perfekten Sitz und genügend Bewegungsfreiheit für die Zehen. Hier ist falsche Sparsamkeit am wenigsten angebracht, weil sich Kinderfüße durch falsches Schuhwerk für immer verformen können.

Hart oder weich – die Rückenmuskeln

Bei den meisten Menschen ist die Rückenmuskulatur zu hart. Bei etwa zehn Prozent unserer Patienten ist sie zu weich und nur bei weiteren zehn Prozent ist sie ausgewogen elastisch.

Für *zu harte Muskeln* ist oftmals eine Ernährung verantwortlich, die das sauere Milieu fördert, zu salzige Kost und vor allem zu geringe Flüssigkeitsaufnahme.

Verkrampfte Muskeln entstehen durch Angst und eine zu strenge Erziehung. Menschen, die so programmiert sind, klammern sich an das Gestern, verkrampfen sich und können nicht loslassen. Und das gleiche gilt für ihre Muskeln.

Es gibt aber durchaus nicht nur seelische Ursachen für eine verkrampfte Muskulatur. Auch Gelenkschäden oder blockierte Wirbel können dafür verantwortlich sein. Deshalb sollten vor jedem Wirbelrichten die Muskeln elastisch massiert werden. Und auch die meisten der angebotenen

Selbsthilfeübungen dienen vornehmlich dem Ziel, die Muskulatur elastisch zu halten. Denn solange zu harte oder manchmal auch zu schlaffe und aufgeschwemmte Muskeln an der Wirbelsäule ansetzen, kann sie nicht wirklich stabil werden.

Wenn Sie unter verspannter Muskulatur leiden, können Sie sich selbst helfen, indem Sie das Rauchen lassen, Magnesium und die Vitamine A, E und D zu sich nehmen und sich ab und zu ein entspannendes Bad gönnen. Lernen Sie beizeiten, sich ganz bewusst zu entspannen, beispielsweise mit Hilfe von Atemübungen oder Autogenem Training.

Eine *schlaffe Muskulatur* geht oft mit niedrigem Blutdruck einher. Resignation und mangelnde Lebensfreude sind die Folge. Meiden Sie den Alkohol und führen Sie Ihrem Organismus Kalzium zu (wenn die Nieren in Ordnung sind) sowie die Vitamine B und C.

Schwammiges Muskelgewebe lässt sich eventuell auch über die Wirbelsäule normalisieren, wenn die blockierten Nieren- und Blasennerven freigelegt werden. Das Richten der Beingelenke, des Becken-Kreuzbeinbereichs, des zehnten und elften Brustwirbels (Nieren), des dritten Lendenwirbels (Blase), aber auch der gesamten Wirbelsäule hat eine verstärkte Nieren- und Blasentätigkeit zur Folge. Dies wiederum bewirkt, dass das überschüssige Wasser aus dem schwammigen Gewebe, das viel zu oft mit Fett verwechselt wird, über den Harntrakt abfließt.

Auch *Übergewicht* wird gern zum Verursacher von Rückenproblemen erklärt. Doch obwohl es einem durchschnittlich wohlgenährten Mitteleuropäer sicherlich nie schaden kann, ein paar Kilo abzunehmen, leiden ganz gewiss nicht nur Dicke und Unsportliche unter Rückenschmerzen. Im Gegenteil: Die meisten Menschen mit Rückenproblemen sind schlank und sportlich.

Und noch etwas für diejenigen, die ein paar oder auch etliche Kilo mehr als üblich mit sich herumtragen: Glauben Sie nicht, dass Sie deshalb nicht nach Dorn behandelt werden können. Wenn Sie an einen Dorn-Therapeuten geraten, der das behauptet, sollten Sie schnell einen anderen aufsuchen.

Es stimmt zwar schon, dass man bei einem korpulenteren Körper die Dornfortsätze schlecht oder gar nicht sehen kann, aber wer sagt, dass man einen solchen Patienten nicht behandeln kann, beweist nur, dass er die Methode Dorn überhaupt nicht begriffen hat. Wir sprechen nicht umsonst davon, dass gute Dorn-Therapeuten einen »sensiblen« Daumen haben müssen. Die Augen sind weniger wichtig, aber ohne das richtige Gefühl im Daumen geht gar nichts.

Hilfe bei Skoliose

Als *Skoliose* bezeichnet man eine seitliche Verkrümmung der Wirbelsäule, die oft mit einer Drehung einzelner Wirbelkörper und einer Versteifung in diesem Abschnitt der Wirbelsäule einhergeht. Das bereitet nicht nur große Schmerzen, sondern kann auf Dauer auch zu einer Schädigung der inneren Organe führen.

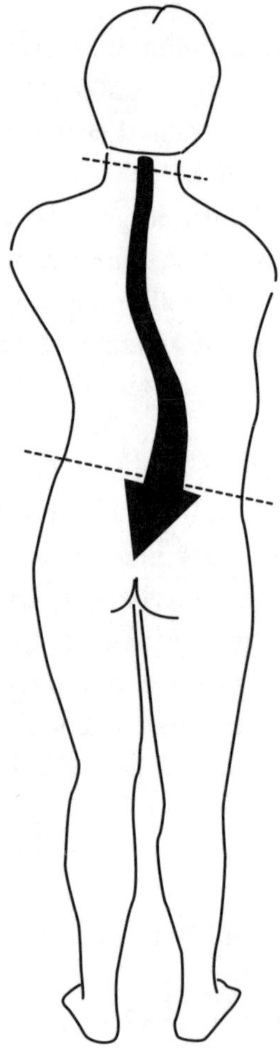

Abbildung 47

Bei Skoliosen gibt es verschiedene Schweregrade (je nach Skoliosewinkel) und verschiedene Formen. Angeborene Skoliosen entstehen als Folge von Fehlbildungen der Wirbelkörper oder Rippen. Statisch bedingte Skoliosen gehen auf unterschiedliche Beinlängen oder Hüftluxationen zurück. Außerdem gibt es Skoliosen, die durch rachitische

Knochenerweichung, Entzündungen, Lähmungen, Muskel- und Bindegewebserkrankungen und Ähnliches entstanden sind. Oft lässt sich die Ursache einer Skoliose aber auch gar nicht ermitteln oder jedenfalls nicht mit den üblichen schulmedizinischen Mitteln.

Ich (Dieter Dorn) habe viele Erfolge bei der letztgenannten Form von Skoliose zu verbuchen, habe aber darüber hinaus die Erfahrung gemacht, dass man auch andere Formen von Skoliose mit der Methode Dorn zumindest zum Stillstand bringen kann. Skoliose-Patienten wissen die Hilfeleistung des Therapeuten in der Regel zu schätzen und tragen viel zu ihrer eigenen Heilung bei, indem sie die empfohlenen Selbsthilfeübungen sehr gewissenhaft machen. Entsprechend groß ist dann der Erfolg, woran jeder Dorn-Therapeut natürlich seine helle Freude hat.

Im allgemeinen gilt Skoliose als unheilbar, was insofern stimmt, als niemand Sie oder Ihre Skoliose heilen kann, außer Sie tun es selbst. Mit viel Geduld und Ausdauer können Sie erreichen, dass Ihre Wirbelsäule wieder gerade wird, und das bedeutet Heilung und nicht nur Linderung. Wer unter einer Skoliose leidet, sollte sich wirklich um diese Heilung bemühen, denn eine krumme Wirbelsäule ist ja nicht nur ein ästhetisches Problem. Auch die Funktionsfähigkeit der inneren Organe kann davon beeinträchtigt werden, weil die Organe nicht mehr genug Platz haben, um ordentlich arbeiten zu können. Private Krankenkassen wissen das und verlangen von Skoliosepatienten oft ganz erhebliche Risikozuschläge.

Wenn Sie Ihre Skoliose mit der Methode Dorn richten lassen wollen, sollten Sie sich darauf einstellen, dass der Erfolg möglicherweise auf sich warten lässt (mindestens sechs Wochen lang, aber auch länger) und dass Ihre Mitarbeit in hohem Maße gefragt ist. Sie müssen die verordneten Selbsthilfeübungen konsequent mindestens dreimal täglich machen und dürfen sie nicht unterbrechen, wenn Sie den Erfolg der Behandlung nicht gefährden wollen.

Ein Dorn-Therapeut wird Ihre Wirbelsäule in der Regel Abschnitt für Abschnitt von unten nach oben richten und Ihnen jeweils mitteilen, an welchem Abschnitt Sie in den nächsten drei Wochen üben sollen. Sie drücken also drei Wochen lang dreimal täglich denselben Abschnitt der Wirbelsäule in die Mitte. Die Länge eines Abschnitts entspricht in etwa der einer Hand, und meist verläuft die Krümmung der Wirbelsäule bereits im nächsten Abschnitt zur entgegengesetzten Seite. Wir behandeln hier also Wirbelsäulenabschnitte und nicht einzelne Wirbel, schon allein deshalb, weil mit der seitlichen Verkrümmung oft auch eine Torsion der Wirbel verbunden ist. Das heißt, die Wirbel sind auch noch in sich leicht verdreht.

Der Erfolg dieser Behandlung und Ihres Übens lebt von der Ausdauer und nicht in erster Linie von der Stärke des ausgeübten Druckes. Die Selbsthilfeübungen (siehe Seite 154 ff.) sind nicht schwer durchzuführen und sollen auf keinen Fall schmerzen. Wichtig ist nur, dass sie dreimal täglich ein paar Minuten lang gemacht werden. Das ist alles. Hinzu kommt noch, dass während der Behandlung keinerlei Anstrengungen unternommen werden sollten, die dem Aufbau der Rückenmuskulatur dienen. Die Rückenmuskeln sollen nicht hart sein, sondern vielmehr elastisch, damit sie Veränderungen an der Wirbelsäule zulassen und sich dann diesen veränderten Verhältnissen anpassen können.

Falls Sie wenig Zeit haben, sollten Sie sich die im Kapitel über die Hilfsmittel vorgestellte Rückenwippe (siehe

Seite 171 f.) anschaffen. Die Breite entspricht in etwa dem Wirbelsäulenbereich, den Sie jeweils behandeln. Sie können dieses Hilfsmittel mindestens drei Wochen lang an einem wenig benutzten Türrahmen installieren, was den Vorteil hat, dass Sie die Stelle, an der Sie gerade üben, nicht jedes Mal suchen müssen. Auch das Problem, dass der Türrahmen eventuell zu breit ist und Sie sich nicht ordentlich abstützen können, löst sich dann von selbst.

Die Erfahrung zeigt, dass die Heilung erst dauerhaft ist, nachdem der ganze Rücken behandelt wurde. Wenn Sie zwischendurch aufgeben, verkrümmt sich Ihre Wirbelsäule wieder und kehrt in den alten Zustand zurück.

Eine Schülerin, bei der schon der halbe Rücken gerichtet worden war, meldete sich erst nach etwa acht Wochen zum nächsten Termin. In der Zwischenzeit war ihre Wirbelsäule leider wieder in den ursprünglichen krummen Zustand zurückgekehrt. Sie hatte mit ihrer Schulklasse eine Fahrt nach London unternommen und behauptete, dort habe sie nicht üben können, weil die Türen zu breit gewesen seien. Ich vermute eher, dass sie sich vor ihren Mitschülerinnen geniert hat. Wie auch immer, sie musste noch einmal ganz von vorn beginnen, also ganz unten an der Lendenwirbelsäule. Das hat sie auch getan, und als die Wirbelsäule bis oben hin gerichtet war, war auch der Erfolg von Dauer.

Nach etwa drei Wochen kann ein erfahrener Dorn-Therapeut sehen, ob seine Patienten geübt haben. Wenn dies der Fall ist und er zumindest eine Besserung sieht, sollte er noch einmal drei Wochen lang dieselbe Stelle drücken lassen. Manchmal ist dieser Abschnitt der Wirbelsäule dann aber auch schon gerade und der nächst höhere kann an die Reihe kommen.

Wenn Sie als Therapeut feststellen, dass der betreffende Patient nicht geübt hat, sollten Sie die Behandlung nicht fortsetzen. Ohne die aktive Mitarbeit des Patienten können Sie nichts bewirken. Natürlich sind Ausnahmen von dieser Regel möglich und auch wir drücken schon mal ein Auge zu. Aber wenn ein Patient hartnäckig jede Kooperation verweigert, sind wir nicht bereit, uns alle drei Wochen an seinem Rücken abzumühen.

Eine unserer Patientin hatte viel Aufklärung bekommen und sogar an einem Seminar teilgenommen, aber dennoch blieb die Skoliosebehandlung bei ihr ohne jeden Erfolg. Sie war Sportlehrerin und glaubte, sie müsse alle Übungen im Unterricht selbst mitmachen, statt sie jeweils nur einmal vorzumachen und ihre Schüler zu korrigieren. Demzufolge war ihre Rückenmuskulatur extrem ausgeprägt. Die Muskelansätze an den Wirbeln waren bei ihr so dick und hart, dass sie Mühe hatte, den Abschnitt der Wirbelsäule, an dem sie üben sollte, mit der Türkante überhaupt zu erreichen. Es war jedes Mal ein hartes Stück Arbeit, diese Rückenmuskeln einigermaßen elastisch zu bekommen. Jede Behandlung linderte die Beschwerden der Patientin und taten ihr gut, aber sie selbst übte nicht. Sie hatte auch stets Einwände gegen den Rat, ihre sportliche Betätigung ein wenig zu reduzieren und viel mehr zu trinken. Das eine wollte sie nicht lassen, das andere wollte sie nicht tun, was schließlich dazu führte, dass ihre Behandlung eingestellt werden musste. Dies ist gewiss ein Extrembeispiel. Und auch der folgende Fall stellt mit Sicherheit eine Ausnahme dar.

Eine 72 Jahre alte Frau, die an einem Seminar über die Methode Dorn teilnahm, hatte eine Skoliose, die zwar nicht so ausgeprägt war, wie man sie sonst manchmal zu sehen bekommt, aber immerhin deutlich. Zwei Wochen nach dem Seminar kam sie in meine (Gerda Flemmings) Praxis und zeigte mir einen vollkommen geraden Rücken. Keine Spur mehr von einer Skoliose! Wie gesagt, das war die absolute Ausnahme. So schnell geht es bestimmt nicht immer. In der Regel müssen Sie sich auf eine Übungszeit von einigen Monaten bis zu zwei Jahren einstellen.

Was war hier geschehen? Vermutlich hatte ein glückliches Zusammentreffen verschiedener Faktoren den Ausschlag gegeben. Die Frau war mit einer gesunden Neugier gesegnet und hatte die Bedeutung der Methode Dorn sehr schnell erfasst. Zudem hat sie vermutlich öfter als dreimal täglich geübt. Ganz wichtig war auch ihre innere Einstellung: das Vertrauen in die Selbstheilungskräfte ihres Organismus und der starke Wunsch, gerade zu werden.

Ähnlich schnell, nämlich innerhalb von sechs Wochen, war ja auch der Rücken meiner jugendlichen Skoliose-Patientin gerichtet, als ihr nach dem ersten Misserfolg klar geworden war, dass sie erwachsen werden wollte. An diesen Beispielen wird wieder einmal deutlich, dass Körper, Geist und Seele eine untrennbare Einheit bilden.

Wenn Sie mehr über die verborgenen Ursachen Ihrer Skoliose wissen möchten, sollten Sie Ihre Stellung in der Familie einmal genauer unter die Lupe nehmen. Fragen Sie sich, ob es erwünscht ist, dass Sie groß und/oder erwachsen werden. Möchten Sie wachsen und Verantwortung für Ihr eigenes Leben übernehmen oder macht Ihnen diese Vorstellung eher Angst? Wenn Sie den Blick auf Ihre inneren Befindlichkeiten in die Behandlung mit einbeziehen, wenn Sie sich auf das Leben freuen und dem, was kommen wird, mit der Bereitschaft begegnen, sich damit auseinanderzusetzen, kann der Erfolg eigentlich nicht ausbleiben.

Ich (Dieter Dorn) habe übrigens festgestellt, dass es einen Zusammenhang zwischen der Krümmung der Wirbelsäule und dem Körpergewicht gibt. Auf der Basis von etwa zweihundert Patienten habe ich 1995 eine Statistik erstellt, die kurz zusammengefasst folgendes aussagt: Eine starke Linkskrümmung der Wirbelsäule geht oft mit Übergewicht einher, während eine starke Rechtskrümmung oft mit besonderer Schlankheit bis Magerkeit verbunden ist. Von den Patienten mit einer stark nach links gekrümmten Wirbelsäule waren 88 Prozent übergewichtig und nur 12 Prozent normalgewichtig. Bei der Rechtskrümmung waren die Verhältnisse nicht ganz so eindeutig: 35 Prozent der Patienten waren normalgewichtig, 9 Prozent übergewichtig und 56 Prozent, also mehr als die Hälfte, schlank bis mager.

Selbsthilfeübung für die Brust- und Lendenwirbelsäule

Stellen Sie sich in einen Türrahmen, und zwar so, dass die Kante des Rahmens in der Muskelrinne neben der Wirbelsäule liegt (Abb. 48 und 49). Die Kante sollte etwas abgerundet sein, damit es nicht schmerzt, wenn Sie nun Ihre Wirbelsäule abfühlen, erst auf der rechten, dann auf der linken Seite. Sollte die Kante zu scharf sein, können Sie sich helfen, indem Sie ein Stück Schaumgummi an der entsprechenden Stelle anbringen.

Wenn Sie eine empfindliche Stelle aufgespürt haben, drücken Sie dagegen, denn an dieser Stelle ist aller Wahrscheinlichkeit nach ein Wirbel zur Seite verschoben. Wenn die empfindliche Stelle im Bereich der Lendenwirbelsäule

Abbildung 48

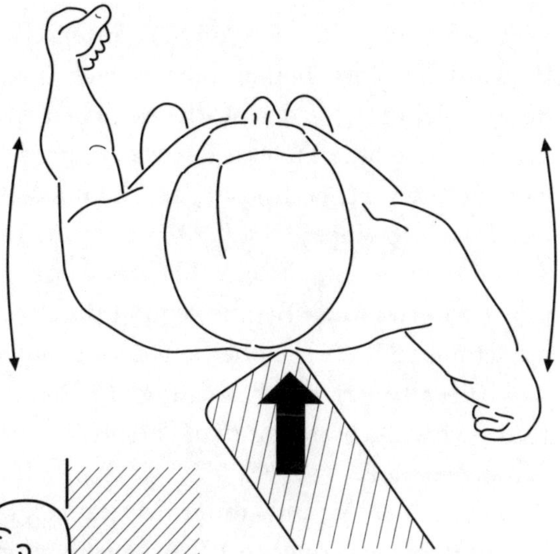

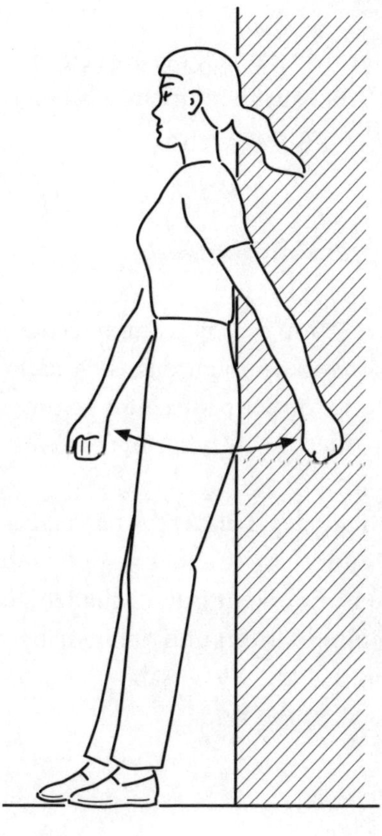

Abbildung 49

liegt, schwingen Sie während der ganzen Übung mit einem Bein aus der Hüfte heraus. Sie bewegen jeweils das Bein, in dessen Richtung Sie den Wirbel schieben. Das heißt, wenn die unangenehme Stelle links war, müssen Sie den Dornfortsatz nach rechts drücken und demnach mit dem rechten Bein schwingen. Deshalb wählt man ja auch einen Türrahmen, weil man hier Platz hat oder schaffen kann, um die notwendige Beinbewegung durchzuführen. Wenn die schmerzende Stelle oberhalb der mittleren Brustwirbelsäule liegt, nützt die Bewegung der Beine nichts mehr. Dann schwingen Sie mit dem entsprechenden Arm aus der Schulter heraus.

Bitte achten Sie unbedingt darauf, dass der Druck, den Sie auf den verschobenen Wirbel ausüben, nicht schmerzt, sondern stets als wohltuend empfunden wird.

Selbsthilfeübung für den Brustkorb

Aus verschiedenen Gründen, zum Beispiel durch extrem einseitiges Verhalten, kann es vorkommen, dass sich nicht nur die Wirbelsäule verändert, sondern sogar der gesamte *Brustkorb* verzieht. Das hat oft *Arm-, Herz- und Atembeschwerden* zur Folge.

Um zu erfahren, welche Seite des Brustkorbs nachzubehandeln ist, müssen Sie zunächst einen kompetenten Dorn-Therapeuten aufsuchen. Er erkennt den Schaden an den ungleich stehenden Schulterblättern und Schlüsselbeinen und zeigt Ihnen die Übung, die Sie anschließend regelmäßig durchführen müssen (Abb. 50).

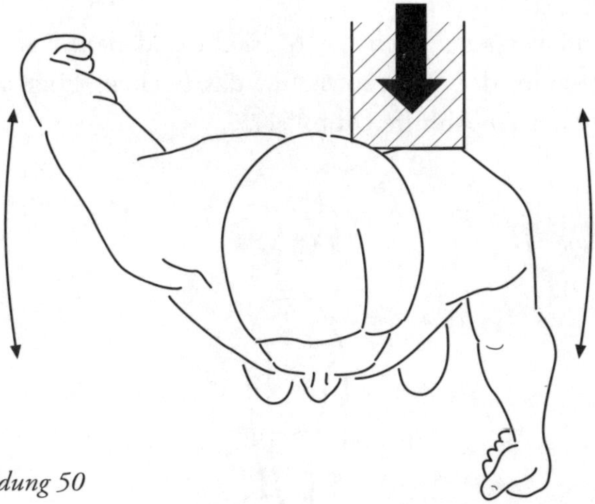

Abbildung 50

Sie drücken das zurückstehende Schulterblatt an einen Türrahmen, und zwar an die Fläche des Türrahmens, und pendeln gegenläufig mit den Armen aus dem Schultergelenk heraus. Diese Übung können Sie auch bei einem Rundrücken machen.

Sie sollten die Übung abbrechen, wenn Sie den Druck nicht mehr als angenehm empfinden. Vermeiden Sie unbedingt, dass es schmerzt. Denken Sie daran, dass Sie diese Übung regelmäßig und vielleicht über einen längeren Zeitraum durchführen müssen. Sie wollen sich doch nicht selbst ständig Schmerzen zufügen? Vergessen Sie nicht: Ausdauer ist hier weit mehr gefragt als Kraft.

Das Auspendeln

Durch einseitige Beanspruchung der Muskulatur beim Bücken, am Schreibtisch oder vor dem Fernseher verdrehen und verziehen sich die Muskeln und damit auch die Wirbelsäule, der Brustkorb und das Becken. Hier schafft das *Auspendeln* Abhilfe (Abb. 51).

Abbildung 51

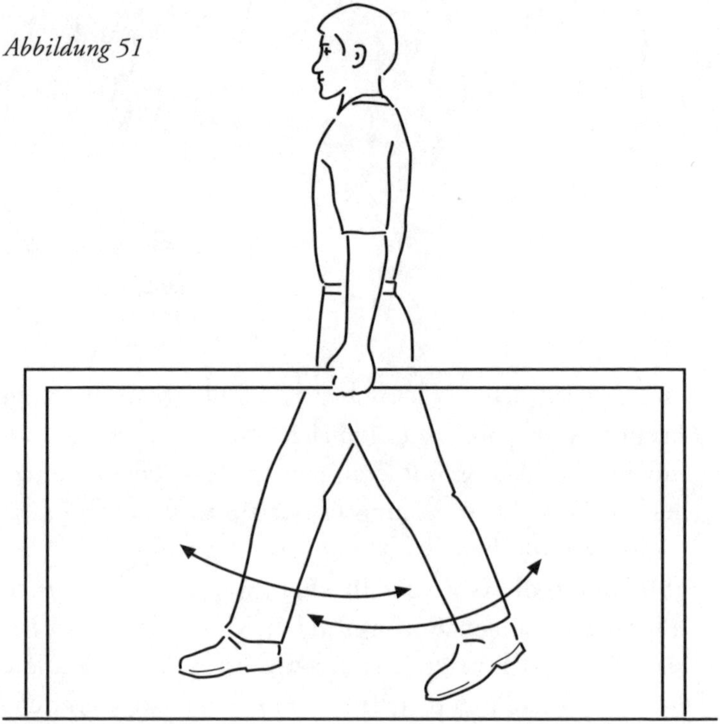

Sie stützen sich mit den Armen auf einem Barren, zwischen zwei gleich hohen Tischen oder Stühlen ab und schwingen die Beine aus der Hüfte heraus gegenläufig vor und zurück. Das gleiche Ergebnis erzielen Sie mit dem so genannten Aufhängen an einer Stange, aber dabei können sich die Achselgelenke lösen, wenn Sie nicht gerade zu den sportlichen Typen mit gestählter Muskulatur gehören.

- Vereinbaren Sie nach der Behandlung zunächst keinen einen neuen Termin mit Ihrem Patienten. Nicht jeder, der in Ihrer Praxis noch Feuer und Flamme war und Ihren Ausführungen atemlos gelauscht hat, ist auch bereit, *regelmäßig* zu üben. Wenn der vereinbarte Termin immer näher rückt, führt das bei diesen Menschen in aller Regel nicht dazu, dass sie nun üben, sondern eher dazu, dass sie mit fadenscheinigen Ausreden kurzfristig absagen. Oder, was noch schlimmer ist, die Patienten führen Sie in die Irre und behaupten, geübt zu haben.

- Nachdem Sie die Vorarbeit an der Wirbelsäule geleistet und Ihre Patienten gründlich aufgeklärt haben, überlassen Sie ihnen alles weitere. Denken Sie stets: »Es ist der Rücken meines Patienten. Es ist *seine* Gesundheit. Ich bin nur der Wegweiser. Gehen muss der Patient seinen Weg selbst. Und es ist seine Entscheidung, ob er übt oder nicht.« Sie werden keinen Erfolg haben, wenn Sie Ihre Patienten mit Terminvereinbarungen oder gar »Einbestellungen« unter Druck setzen. Es schadet nur Ihrem Ruf, wenn es später vielleicht heißt: »Sie (oder er) war ein Jahr lang in Dorn-Behandlung, aber es hat nichts genützt.«

Wann sollte oder darf nicht mit der Methode Dorn behandelt werden?

Jede Methode, und sei sie auch noch so gut, hat ihre Grenzen. So auch die Methode Dorn.

Osteoporose

Obwohl die Behandlung ganz ungefährlich ist und nur in seltenen Ausnahmefällen schmerzt, sollte sie nicht angewandt werden, wenn eine ausgeprägte *Osteoporose* vorliegt. Osteoporose macht die Knochen dünn und spröde, was im Exremfall dazu führen kann, dass diese unter Druck brechen.

Da bei der Methode Dorn nie über die Schmerzgrenze gegangen wird, verbietet sich die Behandlung hier also ganz von selbst. Wenn bereits der geringste Druck auf die Wirbel Schmerzen verursacht, wird jeder seriöse Therapeut die Behandlung abbrechen.

Entzündungen

Das Gleiche gilt für *Entzündungen* oder *Krebsmetastasen* im Wirbelkörper.

Unfälle

Auch *nach einem Unfall* sollte zunächst röntgenologisch abgeklärt werden, ob der Wirbelkörper nicht vielleicht gebrochen ist. In diesem Fall kann eine Behandlung selbstverständlich nicht durchgeführt werden.

Bandscheibenvorfall

Als *Bandscheibenvorfall* bezeichnet man die Verlagerung beziehungsweise den teilweisen Austritt einer Bandscheibe nach hinten oder vorn. Das ist so schmerzhaft, dass sich eine Behandlung mit der Methode Dorn von vornherein verbietet.

Was ist ein »guter« Patient?

Es gibt auch Kontraindikationen, die in der Person des Therapeuten und/oder des Patienten liegen. Im folgenden Kapitel haben wir die wichtigsten Beurteilungskriterien für Therapeuten zusammengetragen. Aber auch Sie als Patient sind gefragt. Ihre Mithilfe ist ganz wichtig, und jeder gute Therapeut merkt sofort, ob Sie wirklich behandelt werden wollen oder nicht. Woran? Hier einige Beurteilungskriterien:

- Haben Sie sich selbst zur Behandlung angemeldet, oder haben Sie jemanden anrufen lassen? Wenn jemand für Sie angerufen hat, könnte man unterstellen, dass Sie weniger stark an Ihrer eigenen Heilung interessiert sind als der Anrufer. Da es aber entscheidend darauf ankommt, dass Sie Ihre Selbsthilfeübungen später wirklich machen, sollten Sie auch zu Beginn genügend Initiative entwickeln und sich selbst um einen Termin bemühen. Das gilt natürlich nicht für kleine Kinder und sehr alte Menschen.

- Schreien Sie schon bei der kleinsten Berührung auf oder sogar schon vorher? Natürlich kann die Behandlung manchmal ein wenig schmerzen. Doch dann weiß der Therapeut das vorher und wird es Ihnen auch sagen. Es gibt jedoch niemals einen

Grund, vor Schmerzen zu schreien, denn wenn die Schmerzen so groß sind, wird ein Dorn-Therapeut Sie gar nicht behandeln.

Im Anschluss an einen Vortrag über die Methode Dorn demonstrierten wir das Einrichten verschiedener Wirbel sowie einige Selbsthilfeübungen. Eine junge Dame aus dem Publikum trat vor und erzählte von einem Schleudertrauma, das sie vor zwei Jahren nach einem Unfall erlitten hatte und dessen Folgen sie immer noch quälten. Bisher habe ihr niemand helfen können. Immer, wenn sie jemand am Hals anfasse, so sagte sie, müsse sie sich erbrechen. Nun wollte sie hier behandelt werden.

Die Hände aller anwesenden Therapeuten blieben in den Hosentaschen. Die meisten der Beobachter wussten warum, doch die junge Dame fragte erstaunt: »Warum fangen Sie nicht an?« Sie bekam zur Antwort: »Können Sie uns einen einzigen vernünftigen Grund nennen, warum jemand Sie hier vor allen Leuten zum Erbrechen bringen sollte?«

- Lassen Sie sich Ihre Beine bei der Längenprüfung vom Therapeuten anheben, ohne sich dabei zu versteifen? Wenn Sie sich sperren, ist eine Aussage zur Beinlängendifferenz nämlich nicht möglich. Wenn Sie selbst mithelfen, stellt Ihr Gehirn die Hüfte schief, als stünden Sie mit den Füßen auf der Erde. Das geschieht vollkommen unbewusst, aber es macht eine Diagnose unmöglich.

- Denken Sie daran, dass Ihre Muskeln während der Behandlung in Bewegung sein müssen. Daher müssen Sie Arme oder Beine schwenken beziehungsweise den Kopf drehen. Und all das sollte »freudig« geschehen, denn nur dann kommt genügend Bewegung am Ort des Geschehens an und kann dort das ihre zur Behandlung beitragen.

Patient und Therapeut müssen zusammenarbeiten und beide sollten ein gutes Gefühl bei der Behandlung haben.

Bei einem der ersten Dorn-Therapeutentreffen, das damals noch in einem vergleichsweise kleinen Kreis stattfand, habe ich (Dieter Dorn) einen kurzen Vortrag über die drei Denkrichtungen gehalten. Diese Denkweisen oder Grundeinstellungen sind sowohl bei Patienten als auch bei Therapeuten zu finden und sehr leicht zu erkennen.

Was können andere für mich tun?
Das fragen sich Patienten, die von anderen geheilt werden möchten (möglichst auch noch unentgeltlich), ohne selbst etwas dazu beizutragen. Diese Patienten »vergessen« ihre Selbsthilfeübungen und sind in keiner Weise bereit, ihr Leben zu verändern. Mit dieser Denkweise kann sich keine Besserung einstellen.

Therapeuten mit dieser Grundeinstellung behandeln nicht gern. Sie sind »arm« und erfolglos.

Was kann ich für mich tun?
Patienten mit dieser Grundhaltung rufen nicht gern nach Hilfe. Sie führen die empfohlenen Selbsthilfeübungen gewissenhaft durch und bemühen sich um gesunde Verhaltensweisen. Ihr Streben nach Toleranz ihren Mitmenschen

gegenüber kann, wenn es übertrieben wird, dazu führen, dass sie sich sehr einsam fühlen.

Therapeuten mit dieser Einstellung lassen sich für ihre Leistungen gut und reichlich bezahlen. Sie stellen ihre eigene Person in den Vordergrund.

Was kann ich für andere tun?
Patienten mit dieser Denkweise kommen eher selten vor. Sie wissen die Behandlung zu schätzen, sind dankbar dafür, machen freudig ihre Selbsthilfeübungen und empfehlen den Therapeuten weiter.

Therapeuten, die so denken, freuen sich, anderen helfen zu dürfen. Sie helfen sanft, liebevoll und mit viel Gefühl. Ihr Erfolg liegt auf, oder besser an der Hand.

Wenn ein Mensch mit dieser Grundeinstellung von seinen Mitmenschen enttäuscht wird, verfällt er oft in die erstgenannte Denkweise und fragt sich, was andere für ihn tun können. Er wird dies jedoch bald als Absturz erkennen und sich wieder hocharbeiten.

Wie findet man einen guten Dorn-Therapeuten?

Wenn Sie die folgenden Seiten aufmerksam lesen, dürfte es Ihnen nicht mehr schwer fallen, einen guten von einem weniger guten Therapeuten zu unterscheiden.

- Ein guter Therapeut verfügt über eine gewisse Erfahrung. Jemand, der soeben ein Wochenendseminar absolviert hat und am nächsten Wochenende bereits selbst ein Ausbildungsseminar anbietet, sollte nicht Ihr Vertrauen genießen.

- Die meisten Therapeuten legen zwar Wert darauf, dass Sie nicht unangemeldet kommen. Aber wenn Sie einen akuten Hexenschuss haben und unter großen Schmerzen leiden, sollten Sie rasch einen Termin bekommen und nicht auf die Warteliste gesetzt werden.

- Der Preis für eine Behandlung sollte keinesfalls im dreistelligen Euro-Bereich liegen.

- Wenn ein Handgriff schmerzt, was durchaus vorkommen kann, sollte ein guter Therapeut Sie darauf aufmerksam machen und Ihnen die Entscheidung überlassen, ob er weitermachen soll oder nicht. Sprüche wie »Stellen Sie sich nicht so an« sollten Sie nicht hinnehmen.

- Lassen Sie sich auf keinen Fall sagen, dass Sie mit einer bestimmten Zahl von Behandlungsterminen rechnen müssen. Wir selbst machen nach einer Behandlung niemals einen neuen Termin mit Ihnen aus. Wenn Sie der Meinung sind, dass es Ihnen nach der Behandlung zwar besser, aber noch immer nicht ganz gut geht, sollten Sie selbst einen neuen Termin vereinbaren. Zur Weiterbehandlung darf es immer nur Empfehlungen geben. Bei Skoliose ist es beispielsweise empfehlenswert, nach drei Wochen des Übens weiter zu behandeln. Auch wenn der Schulter-Nacken-Bereich so verspannt ist, dass man die Dornfortsätze noch gar nicht ertasten kann, sprechen wir die Empfehlung aus, nach etwa einer Woche weiterzuarbeiten. Aber das sind nur Empfehlungen. Seien Sie also misstrauisch, wenn Sie wieder »bestellt« werden. Sie selbst entscheiden, ob Sie eine Behandlung hier, bei einem anderen Therapeuten oder überhaupt fortsetzen wollen.

- Am Beginn einer Behandlung steht immer die Beinlängenkontrolle, die äußerst gründlich durchgeführt werden muss. Es genügt also nicht, nur das Hüftgelenk zu kontrollieren, sondern es ist auch erforderlich, alle drei Gelenke am längeren Bein zu diagnostizieren und gegebenenfalls zu richten. Wenn Ihre Beine danach gleich lang sind, ist es gut. Wenn jedoch am anderen Bein noch Beschwerden in einem Gelenk bestehen, wird ein guter Therapeut auch hier noch einmal nachsehen. Dieser Teil der Behandlung ist erst dann beendet, wenn beide Beine gleich lang sind.

- Am Ende der Behandlung muss Ihnen ein »Hausaufgabenzettel« ausgehändigt werden. Darauf sollten die wichtigsten Punkte angekreuzt oder notiert sein, damit Sie zu Hause alles in Ruhe nachlesen können.

- Und nun das Allerwichtigste: Der Therapeut muss Ihnen die Selbsthilfeübungen zeigen. Wenn er das nicht tut, ist zu vermuten, dass er weniger an Ihrer Gesundheit interessiert ist als an seinem Geldbeutel. Vielleicht möchte er Sie als Patienten an sich binden. Das Prinzip der Methode Dorn ist jedoch, dass jeder sich selbst helfen kann, nachdem er entsprechend angeleitet wurde. Die Behandlung allein ist allenfalls eine Therapie nach Dorn, aber nicht die Methode Dorn.

Der Hausaufgabenzettel

Ein Merkblatt, das so oder ähnlich aussieht wie das Muster unten, sollten Sie erhalten, bevor Sie die Praxis eines Dorn-Therapeuten verlassen. Hier ist ganz kurz notiert oder angekreuzt, was für Sie wichtig ist. Damit haben Sie die Möglichkeit, zu Hause noch einmal in Ruhe nachzulesen, was Sie üben und wie Sie sich verhalten sollten, damit der Erfolg Ihrer Behandlung gesichert ist.

(Adresse und Telefonnummer Ihres Dorn-Therapeuten)

Hinweise für Patienten

Bitte beachten Sie folgende **Empfehlungen**:

- möglichst rechts/links bücken
- möglichst auf der rechten/linken Seite schlafen
- nach rechts/links umschauen
- rechts/links tragen
- nach rechts/links strecken

Beim Sitzen

- Keilkissen benutzen
- hinten erhöhen
- Beine nicht übereinander schlagen
- Becken rechts/links nach hinten abpolstern

Übungen

- rechte/linke Hüfte so oft wie möglich, besonders nach jedem Aufstehen und Autofahren; ca. drei Wochen lang
- rechtes/linkes Kniegelenk
- rechtes/linkes Sprunggelenk
- anderes Gelenk:

Allgemein

- Kein Stretching
- Keine Überbelastung
- Täglich zwei bis drei Liter Wasser oder Gesundheitstee trinken

Ihre Beschwerden und ein nach der Behandlung möglicherweise auftretender »Muskelkater« sind in der Regel innerhalb von drei Tagen verschwunden. Wenn es Ihnen danach zwar besser, aber nicht gut geht, ist eine Nachbehandlung sinnvoll.

Seien Sie bitte nicht enttäuscht, wenn der erste Erfolg vielleicht nicht lange anhält. Bei Beschwerden, unter denen Sie schon lange gelitten haben, brauchen Sie etwas mehr Geduld.

Nützliche Hilfsmittel

Grundsätzlich sind Hilfsmittel weder für Patienten noch für Therapeuten unbedingt notwendig. Und klar ist auch, dass die Diagnose eines verrutschten Wirbels immer Sache eines sensiblen Daumens bleiben wird. Den kann kein Gerät ersetzen. Andererseits gibt es keinen Grund, warum man sich beim Richten dieser Wirbel, beim Behandeln einer Skoliose oder beim Lockern verspannter Muskulatur nicht eines Hilfsmittels bedienen sollte. Zwei dieser Hilfsmittel haben wir bereits in diesem Buch erwähnt.

Der *Rückenmobilisator* ist ein Vibrationsmassagegerät, das eigens für Behandlungen mit der Methode Dorn entwickelt wurde. Das Gerät ist aus Holz und besteht aus einem Handgriff und einem doppelseitigen Therapieaufsatz: zwei Kufen auf der einen und eine Art Ei auf der anderen Seite. Die Kufen vergrößern den therapeutischen Druck des Daumens auf den herausgerutschten Wirbel. Das Ei kann gezielt für einzelne Wirbel sowie zur punktuellen Massage eingesetzt werden. Die Schwingungsfrequenz des Gerätes ist verstellbar und erleichtert die Anpassung an die verschiedenen Abschnitte der Wirbelsäule. Für die Halswirbelsäule wird die niedrigste Frequenz benutzt, für die Lendenwirbelsäule die höchste.

Die *Rückenwippe*, ein Holzbrett mit zwei Kufen und einer Schraubzwinge, ist ein Mittel zur Selbsthilfe. Es wird mit der Schraubzwinge in einem Türrahmen befestigt. Auf diese Weise kann man die schmerzende Rückenpartie durch leichten Druck mit den beiden Kufen selbst erreichen, um zumindest die oft sehr verhärtete Muskulatur elastisch zu bekommen. Man kann die Kufen auch statt der oft scharfen Kante des Türrahmens benutzen, um Wirbel seitlich zu schieben. Wir empfehlen dieses Gerät allen Skoliosepatienten. Diese müssen ja etwa drei Wochen lang täglich dreimal dieselbe Stelle der Wirbelsäule in die vorgeschriebene Richtung drücken und es ist sicherlich eine ganz große Hilfe für sie, wenn sie nicht immer wieder die richtige Stelle finden müssen, um diese Übung machen zu können.

Wer sich beruflich mit der Methode Dorn beschäftigt, sollte sich über diese und andere technische Hilfsmittel zumindest informieren. Der Erfolg einer Behandlung mit einem solchen Gerät setzt natürlich einen äußerst gefühlvollen Umgang damit voraus. Ich (Dieter Dorn) möchte auf die Hilfsgeräte, die eigens für die Methode Dorn entwickelt wurden, jedenfalls nicht verzichten: das Massageholz, den Rückenmobilisator sowie das Laufgerät zur Behandlung des Becken-Kreuzbeinbereichs, der Lendenwirbelsäule und der unteren Brustwirbelsäule.

Informationen über diese und andere von Siegfried Panek entwickelte Geräte erhalten Sie bei

Therapiebedarf Panek
Mindelheimer Str. 51
D-87666 Ingenried
Tel. 0049 (0) 8346 – 982356
Fax 0049 (0) 8346 – 982368
www.therapiebedarf.net

Rezepte

Zu Beginn einer Dorn-Behandlung wird die schmerzende Stelle zunächst mit einer Tinktur eingerieben. Dann folgt die genaue Diagnose und Therapie, und zum Schluss wird das Ergebnis durch eine Einreibung mit Franzbranntwein stabilisiert.

Zum Lockern zu harter Muskeln verwenden wir eine Mischung aus

4 Teilen Erdnussöl
1 Teil Brennnesseltinktur
1 Teil Hirtentäscheltinktur

Zum Härten zu weicher Muskeln empfiehlt sich eine Mischung aus

6 Teilen Olivenöl
1 Teil Zinnkrauttinktur
1 Teil Johanniskrauttinktur
1 Teil Ringelblumentinktur.

Auch echten *Franzbranntwein* können Sie leicht selbst herstellen. Dazu füllen Sie eine Flasche mit frisch gepflückten Fichtennadeln, die Sie vorher gründlich abgespült haben, und übergießen das Ganze mit klarem, möglichst hochprozentigem Schnaps. Die Flasche wird verschlossen und auf der Fensterbank oder an einem anderen Ort, wo sie Tageslicht bekommt, einige Male verschüttelt. Dann lässt man das Gemisch vier bis sechs Wochen lang stehen, siebt es anschließend sorgfältig ab und gießt es eventuell noch durch einen Kaffeefilter. Das Ergebnis ist echter brauner Fichtennadel-Franzbranntwein.

Die oben erwähnten *Tinkturen* sind ebenfalls leicht selbst herzustellen. Sammeln Sie die benötigten Kräuter und trocknen Sie sie oder besorgen Sie sich getrocknete Kräuter aus der Apotheke. Sie benötigen pro Ansatz zwei gehäufte Esslöffel getrocknete Kräuter und einen Viertelliter Alkohol.

Lassen Sie die Kräuter mit dem Alkohol zwei bis vier Wochen lang stehen und vergessen Sie nicht, das Gefäß gelegentlich zu schütteln. Nach zwei bis vier Wochen sieben Sie das Ganze ab und filtern es. Nun kann die Tinktur wie oben angegeben mit dem Öl gemischt werden. Da sich die Kräutertinktur, die ja größtenteils aus Alkohol besteht, und das Öl jedoch nicht dauerhaft verbinden kann, muss die Flasche vor jeder Behandlung kurz geschüttelt werden. Die Vorteile von Tinkturen liegen auf der Hand: für den Hersteller, weil getrocknete Kräuter verwendet werden, die praktisch das ganze Jahr über zur Verfügung stehen, und für den Anwender, weil er weiß, dass die Wirkstoffe durch den Alkohol noch viel besser ins Gewebe einziehen können.

Das reine *Johanniskrautöl* brauchen Sie vor allem für die Breuß-Massage. Dabei handelt es sich nicht um einen Auszug aus getrockneten Pflanzenteilen, sondern um ein tiefrotes Öl, das aus den frisch gepflückten Blüten des Echten Johanniskrautes (*Hypericum perforatum*) hergestellt wird. Die Erntezeit beschränkt sich auf den Sommer, von etwa

Mitte Juni bis Mitte August. Traditionell begann man am 26. Juni, dem Fest des heiligen Johannes, mit der Ernte. Man füllt eine Flasche mit den Blüten und sorgt dafür, dass sie stets mit dem besten Olivenöl bedeckt sind, das man bekommen kann. Diese Flasche wird in die Sonne gestellt und jeden Tag einmal verschüttelt. Je nach Witterung können Sie nach vier bis sechs Wochen die Blüten vom Öl trennen und haben nun das tiefrote Johanniskrautöl, das man auch Rotöl nennt.

Achten Sie unbedingt darauf, dass Sie nur die Blüten des Echten Johanniskrauts verwenden. Es gibt gärtnerische Züchtungen, die viel schöner aussehen, denen aber das ätherische Öl fehlt, das in den zarten gelben Blütenblättern enthalten ist und sich dort in kleinen dunklen Punkten zeigt. Deshalb nennt man das Johanniskraut auch Tüpfelkraut.

Wenn Sie nicht sicher sind, ob Sie das richtige Kraut gefunden haben, können Sie ein paar Blütenblätter abzupfen und zwischen den Fingern zerreiben. Wenn sich Ihre Fingerspitzen dunkellila bis schwarz verfärben, haben Sie das echte Johanniskraut gefunden. Hüten Sie die Fundstelle und sammeln Sie möglichst täglich alle gelben Blüten ab, aber schneiden Sie keine Zweige herunter, wenn Sie auch im nächsten Jahr noch Johanniskraut finden möchten. Johanniskrautöl selbst herzustellen lohnt sich besonders, denn fertig gekauft ist das reine Öl sehr teuer.

Und zum Schluss noch ein Wort zum Thema *Kräutertee.* Üblich ist es ja, die getrockneten Kräuter mit kochendem Wasser zu überbrühen, sie fünf Minuten oder länger ziehen zu lassen und abzusieben. Besser ist es jedoch, den Tee folgendermaßen zuzubereiten:

Sie bringen Wasser in einem Topf zum Kochen und streuen die losen Kräuter hinein. Wenn alle Kräuter abgesunken sind, gießen Sie den Tee durch ein Sieb ab. Der Vorteil dieser Zubereitungsmethode ist, dass alle Kräuter ihrem spezifischen Gewicht gemäß Zeit haben, ihre besonderen Wirkstoffe an das Wasser abzugeben.

Das KISS-Syndrom

Das KISS-Syndrom (KISS = **K**opfgelenk **I**nduzierte **S**ymmetrie**S**törung) wird in letzter Zeit vermehrt diagnostiziert, und zwar bei Säuglingen, die

- besonders empfindlich gegenüber Berührungen sind,
- die häufig schreien, besonders wenn sie hochgenommen werden,
- die schief im Bett liegen und den Kopf bevorzugt auf eine Seite drehen, weil ihnen die Bewegung zur anderen Seite offensichtlich Schmerzen bereitet.

Als Folge dieser Störung haben die Babys Probleme beim Trinken und können oft nicht richtig schlucken. Außerdem schlafen sie aufgrund der Schmerzen nicht ungestört, wachen häufig auf und weinen viel. Wenn die Blockaden der Halswirbel nicht beseitigt werden, können auch später noch Kopfschmerzen, Müdigkeit und Konzentrationsschwierigkeiten sowie alle Störungen auftreten, die im Kapitel über die Halswirbelsäule beschrieben sind.

Als eine Ursache dieses Syndroms wird die starke Belastung angenommen, welcher die empfindliche Halswirbelsäule während der Geburt durch den beim Pressen entstehenden Druck ausgesetzt ist. Andererseits tritt diese Störung aber auch bei Babys auf, die mit Kaiserschnitt zur Welt kommen. Außerdem stehen alle Ungeborenen in den letzten Wochen vor der Geburt mehr oder weniger »auf dem Kopf«, das heißt, der kleine Körper richtet sich schon auf die Geburt ein, bevor er so groß wird, dass er sich in der Gebärmutter nicht mehr drehen kann. Vielleicht ist dies der Ursprung für die Verschiebung der Halswirbel. Und vielleicht hat der früher angewandte »Klaps« auf den Po zur Anregung der Atmung leichtere Verdrehungen und Verschiebungen an den Halswirbeln korrigiert – allerdings um den Preis, dass damit die Hüften luxierten? Doch das sind reine Vermutungen.

Wichtig ist die Erkenntnis, dass dieser Schaden durch Krankengymnastik und andere sanfte Methoden so früh wie möglich behoben werden kann. Ein erfahrener Dorn-Therapeut könnte versuchen, vorsichtig in einer leichten Drehbewegung des Kopfes die verrutschten Halswirbel wieder in die richtige Position zu schieben.

Die traditionelle chinesische Medizin und die Methode Dorn

Die moderne westliche Medizin beruht auf einer Denkweise, welche die Struktur des materiellen Körpers und seine Funktionen ins Zentrum des Interesses stellt. Der westlichen Anatomie und Physiologie verdanken wir unter anderem das unvorstellbar verfeinerte Bild, das wir heute von den Strukturen des materiellen Körpers und seinen normalen Funktionen haben. Krankheit entsteht nach dieser Vorstellung durch eine Veränderung innerhalb dieser Struktur, welche die Funktion des betreffenden Körperteils oder Organs beeinträchtigt und damit auch die Funktion der gesamten »Maschine Körper«. Dann versucht man, das Teil zu reparieren und notfalls zu ersetzen. Letzteres wird auf jeden Fall einem hoch spezialisierten Facharzt überlassen, beispielsweise einem Herzspezialisten.

Die traditionelle chinesische Medizin (TCM) vertritt eine ganz andere Auffassung. Ihr zufolge besteht der Mensch nicht nur aus Materie, sondern auch und vor allem aus Energie, welche die Materie am Leben erhält. Diese Energie durchfließt den Körper in Leitbahnen, die *Meridiane* genannt werden. Das Hauptanliegen der traditionellen chinesischen Medizin ist es, die Lebensenergie in diesen Leitbahnen in Bewegung zu halten und dafür zu sorgen, dass sich der ganze Organismus in einem harmonischen Gleichgewicht befindet. Blockaden im Energiefluss können durch Manipulation der an der Körperoberfläche liegenden Meridiane aufgelöst werden, wie beispielsweise durch Akupunktur oder durch Drücken (Akupressur) bestimmter Punkte auf dem Meridian.

Die Struktur der Organe, der in der westliche Medizin eine so große Bedeutung beigemessen wird, ist in der traditionellen chinesischen Medizin kaum von Interesse. Stattdessen wird sehr viel darüber gesagt, welche Rolle das jeweilige Organsystem im gesamten dynamischen Prozess des menschlichen Körpers spielt. Krankheit wird als eine Disharmonie in diesem Prozess gesehen, die wieder zur Harmonie werden muss, und nicht als ein »Maschinenschaden«, der eine Reparatur erforderlich macht.

Die zwölf Hauptmeridiane oder Leitbahnen für die Energie werden bestimmten Organen beziehungsweise Organsystemen zugeordnet und sind auch nach ihnen benannt. Diese Organsysteme werden noch einmal unterteilt, und zwar in die massiven, tiefer im Körper liegenden Yin-Organe und die hohlen Yang-Organe. Jedes Yin-System bildet ein Paar mit einem Yang-System, und jedem Paar ist unter anderem eine bestimmte Emotion zugeordnet. Ein harmonischer Ausdruck dieser Emotionen ist für die Gesunderhaltung wichtig, und Disharmonie führt früher oder später in die Krankheit. Das gilt für alle Emotionen. Übermäßige Freude ist ebenso schädlich wie beispielsweise übermäßiger Kummer.

Yin	**Yang**	**Emotion**
Herz	Dünndarm	Freude
Lunge	Dickdarm	Traurigkeit, Kummer
Milz	Magen	Schwermut
Leber	Gallenblase	Wut, Aggression
Nieren	Blase	Angst, Furcht
Herzbeutel	Dreifacher Erwärmer	Freude, Liebesfähigkeit

Sie haben bereits erfahren, welche Organe mit welchen Wirbeln in Verbindung stehen und wie die Funktion dieser Organe durch Wirbelfehlstellungen beeinträchtigt werden kann, wenn die entsprechenden Spinalnerven blockiert sind. Die folgende Tabelle zeigt, welche Wirbel den zwölf Hauptmeridianen oder Organsystemen zugeordnet sind.

Meridian	**Wirbel**
Herzmeridian	2. Brustwirbel
Herzbeutel- oder Perikardmeridian	2. Brustwirbel
Lungenmeridian	3. Brustwirbel
Gallenblasenmeridian	4. Brustwirbel
Lebermeridian	5. Brustwirbel
Magenmeridian	6. Brustwirbel
Milzmeridian	8. Brustwirbel
Nierenmeridian	10. und 11. Brustwirbel
Dünndarmmeridian	12. Brustwirbel
Dreifacher Erwärmer-Meridian	12. Brustwirbel
Dickdarmmeridian	1. Lendenwirbel
Blasenmeridian	3. Lendenwirbel

Wie schon gesagt, betrachtet die traditionelle chinesische Medizin die Organe vor allem unter dem Aspekt ihrer Funktion für den gesamten dynamischen Prozess im Körper. Störungen innerhalb eines Meridians können sich auf ganz unterschiedliche Weise äußern. Wir möchten hier nur einzelne Aspekte herausgreifen, um das zu illustrieren.

Störungen beziehungsweise Blockaden im *Gallenblasenmeridian* äußern sich beispielsweise in Gallensteinen, rechtsseitiger Migräne, Verstopfung, Anämie, Übergewicht trotz Appetitmangels, aber auch in mangelnder Entscheidungsfähigkeit und Überempfindlichkeit.

Störungen im *Blasenmeridian* äußern sich unter anderem in Steifheit im Rücken und an der Rückseite der Beine, Kreuzschmerzen, Schlafstörungen, Migräne im Hinterkopf, aber auch in Misstrauen und Existenzangst.

Störungen im *Nierenmeridian* können Ohrgeräusche verursachen sowie Verspannungen im Lendenwirbelbereich, schwache Knochen (Osteoporose) und Anämie (aufgrund mangelnder Blutbildung), aber auch Ängstlichkeit und die Unfähigkeit, die Grundanforderungen des Lebens zu bewältigen.

Wenn man diese Zusammenhänge kennt, wundert man sich vielleicht nicht mehr ganz so sehr über »unerklärliche Spontanheilungen« nach einer Dorn-Behandlung. Sie können sich einstellen, wenn ein Dorn-Therapeut während der Behandlung sozusagen »zufällig« den richtigen Akupressur-Punkt auf einem bestimmten Meridian beziehungsweise den richtigen Wirbel drückt und damit den Energiefluss wieder in Gang bringt beziehungsweise die Harmonie wieder herstellt.

Ich (Dieter Dorn) behandle nicht die Meridiane, jedenfalls nicht bewusst, sondern stets nur den entsprechenden Wirbel. Fast immer ist damit auch die Störung im entsprechenden Meridian behoben oder der Schmerz beseitigt, der irgendwo im Verlauf des Meridians aufgetreten sein mag. Umgekehrt mag es auch vorkommen, dass eine schmerzende Stelle an der Wirbelsäule nach Behandlung des entsprechenden Meridians durch Akupunktur oder Akupressur nicht mehr schmerzt. Aber als Dorn-Behandler nehme ich natürlich den Weg über die Wirbelsäule.

Die folgenden Abbildungen zeigen den Verlauf der zwölf Hauptmeridiane aus dem Blickwinkel eines Dorn-Therapeuten und dem eines Dorn-Patienten. Sie erkennen auf einen Blick, welchen Wirbel Sie prüfen sollten, wenn Schmerzen oder Beschwerden an den entsprechend bezeichneten Körperstellen auftreten (B = Brustwirbel, L = Lendenwirbel).

Detailliert auf jeden einzelnen der zwölf Hauptmeridiane einzugehen (ganz zu schweigen von den anderen Meridianen) würde den Rahmen dieses Buches sprengen. Zu diesem Thema gibt es mittlerweile eine wahre Flut von sehr guten Büchern, denen man entsprechende Informationen entnehmen kann. Ansonsten ist die traditionelle chinesische Medizin ein sehr komplexes Fachgebiet. Therapeuten, die sich ernsthaft damit beschäftigen wollen, sollten sich auf ein Studium einstellen, das dem der modernen westlichen Medizin an Länge und Intensität durchaus gleichzustellen ist.

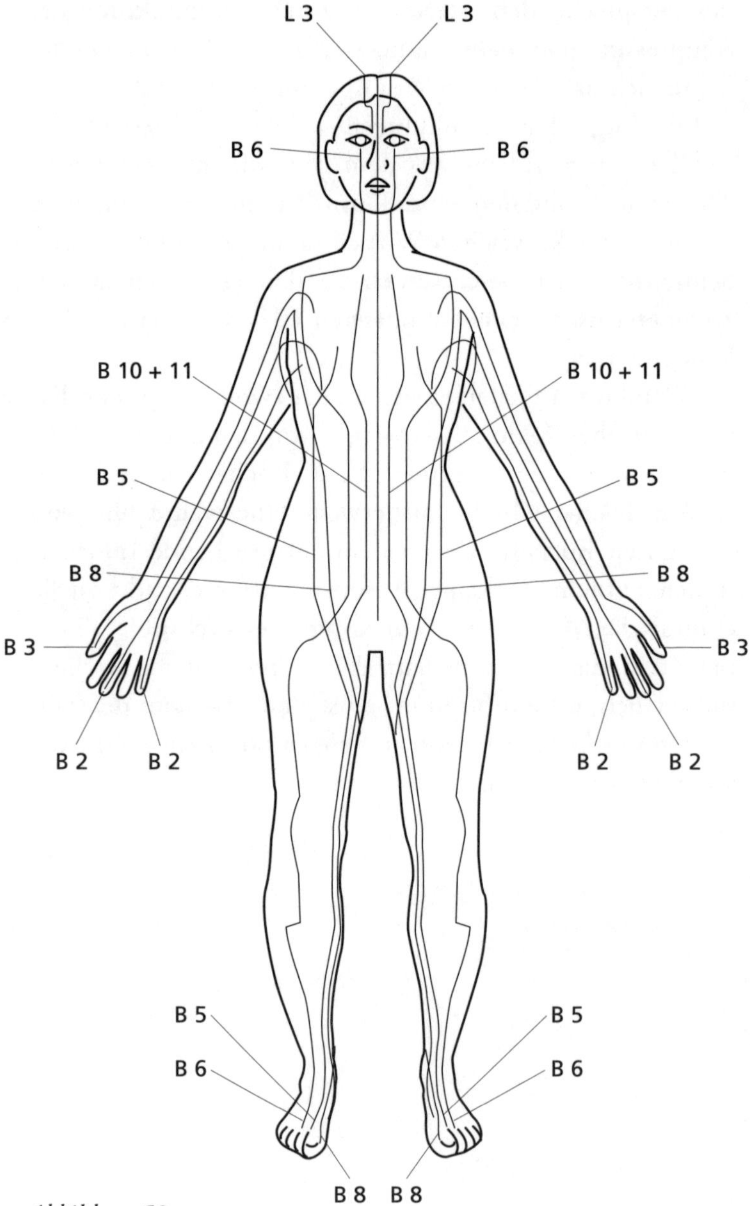

Abbildung 52

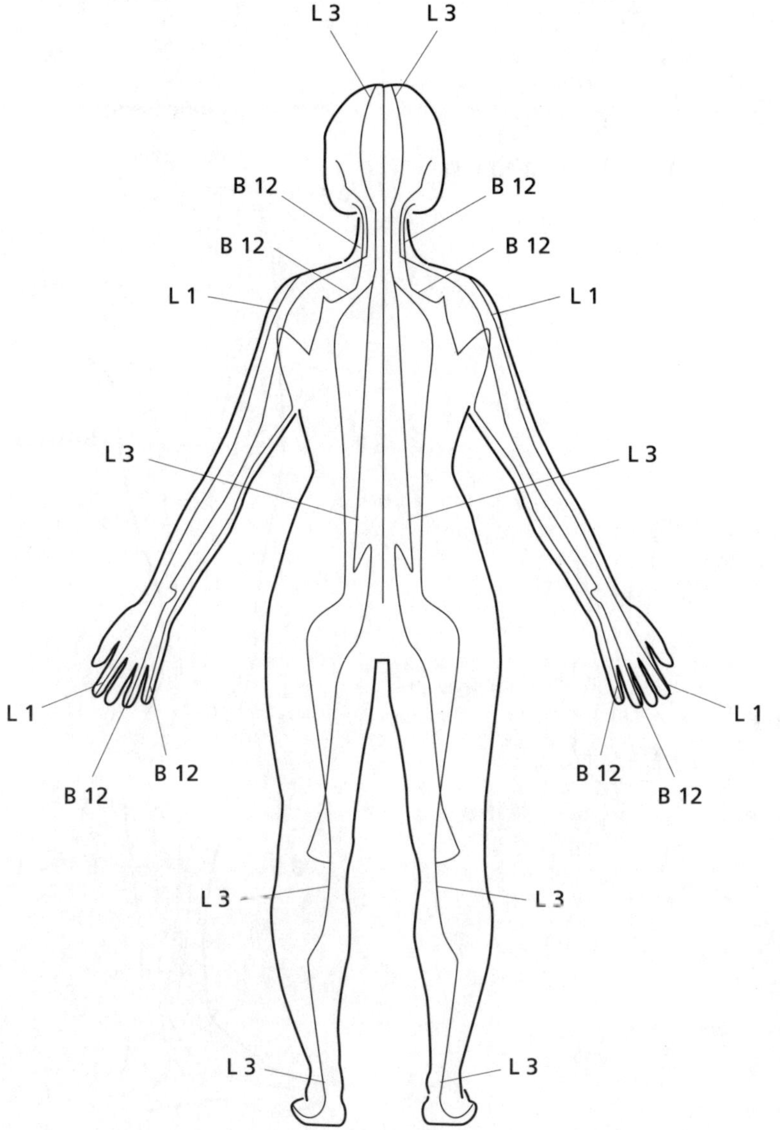

Abbildung 53

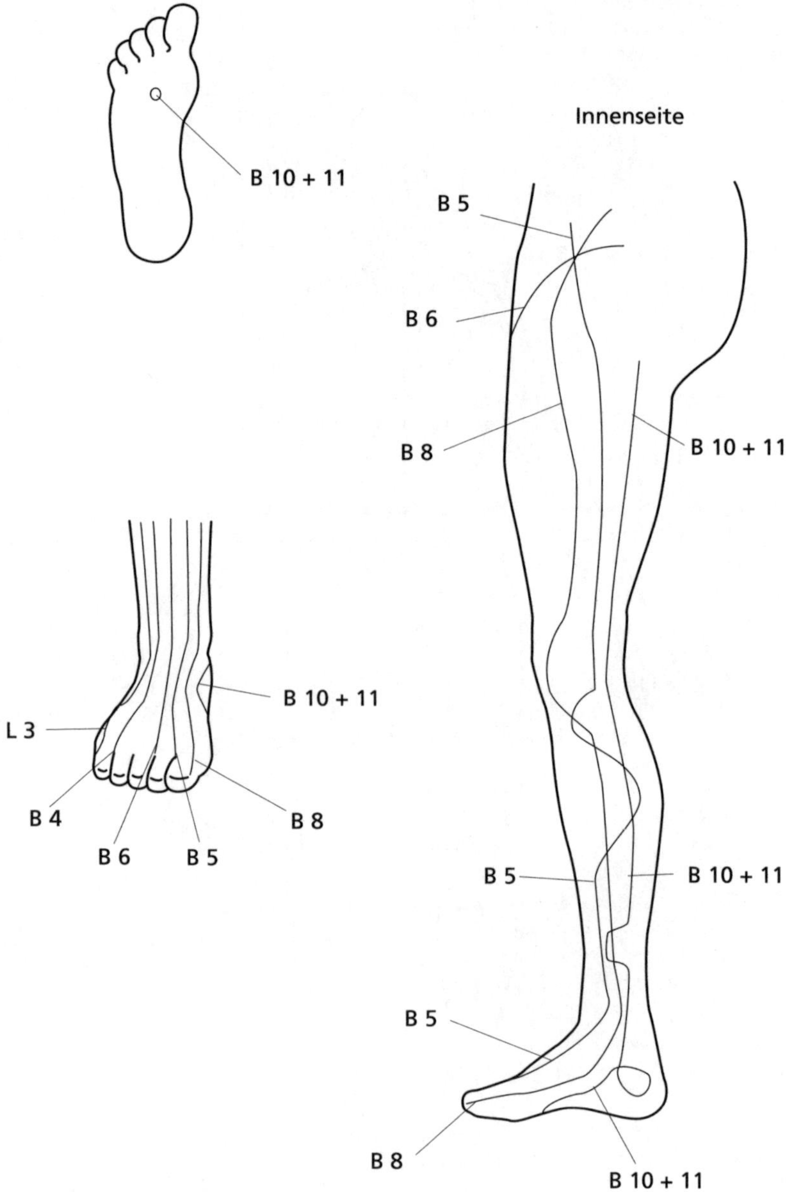

Abbildung 54

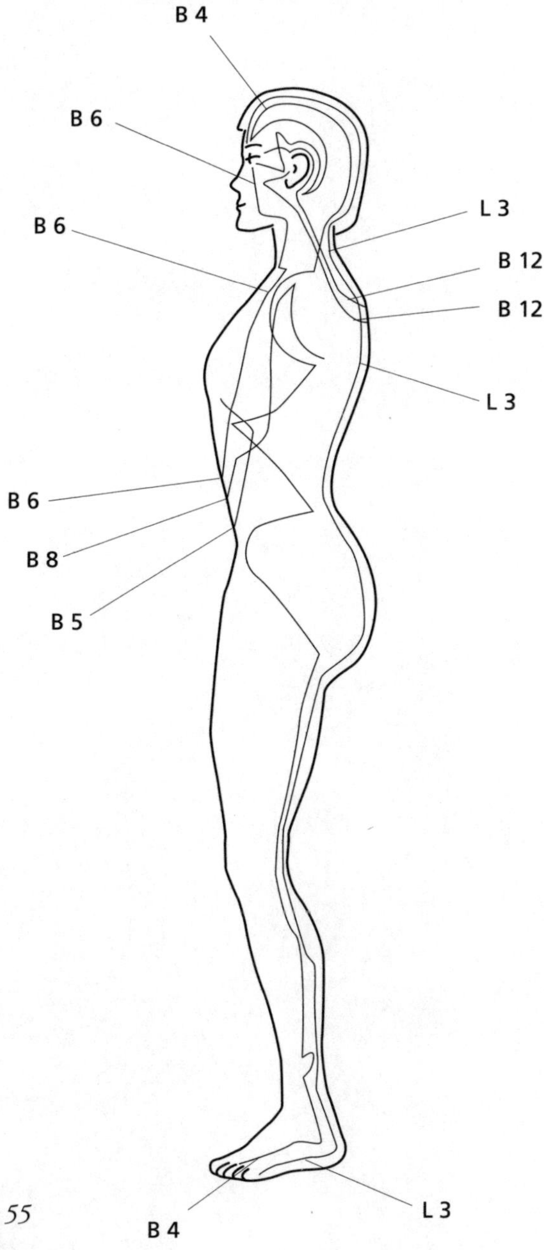

Abbildung 55

Literatur

Cerney, J. V.: *Akupunktur ohne Nadeln*, Verlag Hermann Bauer, Freiburg, 1975

Dorn, Dieter und Groß, Günter: Seminarunterlagen und Zeichnungen, Schulungshaus, Haslacher Straße 42, 88279 Amtzell

Fleig, Harald: *»Heilen« über die Wirbelsäule*, Selbstverlag, Wehr, 5. Auflage, 1999

Flemming, Gerda: *Die Methode Dorn – eine sanfte Wirbel- und Gelenktherapie*, Aurum/Kamphausen, Bielefeld, 8. Auflage 2002

Godau, Angelika: *Wenn Wirbel aus dem Lot geraten*, Aurum/Kamphausen, Bielefeld, 2. Auflage, 2002

Graulich, Dr. Michael: *Wunder dauern etwas länger*, Margarethen Verlag, Ottobeuren, 1996

Hosch, Harald: *Gesund durch Entsäuerung*, Jopp Verlag, Wiesbaden 1994

Kaptchuk, Ted: *Das große Buch der chinesischen Medizin*, O.W. Barth Verlag, München 1990

Keding, Dr. Christa: *Gesund durch analytische Kinesiologie*, Jopp Verlag, Wiesbaden, o. J.

Knoll, Sabine: *Die Dorn-Methode. Verblüffend einfache Selbsthilfe gegen Rückenprobleme*, Goldmann, München, 2003

Koch, Helmuth und Steinhauser, Hildegard: *Die Dorn-Therapie*, Foitzick Verlag, München, 2001

Lippert, Herbert: *Anatomie*, Urban & Schwarzenberg, 5. Auflage 1989

Neffe, Franz-Josef: *Sanfte Hilfe für den Rücken durch ein neues Daumendrücken*, Neffe Verlag für Könnenschaft, Pfaffenhofen, 2. Auflage 1998

Platzer, Werner: *Bewegungsapparat, Band 1*, Thieme Verlag, Stuttgart, 6. überarbeitete Auflage 1991

Williams, Tom: *Was das Qi zum Fließen bringt. Grundlagen und Methoden der Traditionellen Chinesischen Medizin*, Aurum Verlag, Braunschweig, 1996

Adressen

Informationen über Kurse und Übungstage mit Dieter Dorn und Günther Groß finden Sie im Internet unter:

www.Schulungs-Haus-Dorn-Gross.de

Weitere Informationen, auch über von uns ausgebildete Therapeuten, bekommen Sie bei:

Dieter Dorn
Illerstraße 11
D-87763 Lautrach
Tel: 0049 (0) 8394-215

Günther Groß
Schulungs-Haus
Haslacher Straße 42
D-88279 Amtzell
Tel: 0049 (0) 7520-923195
Fax: 0049 (0) 7520-923224